ESSAI

SUR L'HYGIÈNE

DU CHEVAL, DE LA VACHE ET DU MOUTON.

BOULOGNE.
IMPRIMERIE DE J. LE ROY, RUE DES PIPOTS, N° 36.

ESSAI

SUR L'HYGIÈNE

DU CHEVAL, DE LA VACHE ET DU MOUTON,

OU

INSTRUCTIONS

SUR LES MOYENS DE MAINTENIR CES ANIMAUX EN SANTÉ
ET DE LES PRÉSERVER DES MALADIES
Par les règles du régime ;

par N.-A. Bénard,

VÉTÉRINAIRE,
MEMBRE HONORAIRE DE LA SOCIÉTÉ D'AGRICULTURE, DU COMMERCE
ET DES ARTS, DE BOULOGNE-SUR-MER.

Ouvrage qui a été couronné par la Société royale et centrale
d'agriculture.

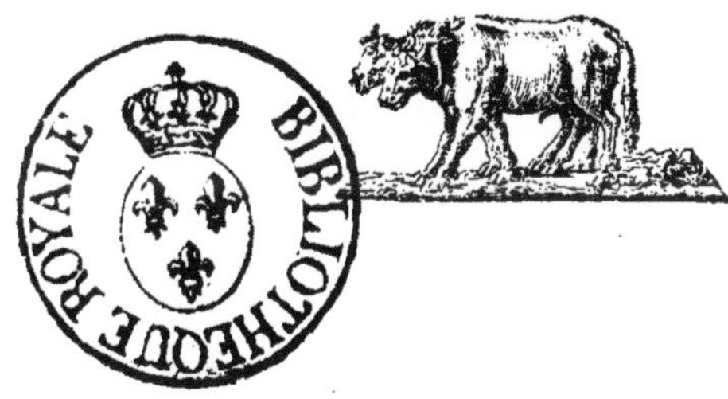

BOULOGNE.
LE ROY-BERGER, LIBRAIRE, GRANDE RUE, N° 51.
1828.

INTRODUCTION.

La domesticité, en asservissant certaines espèces d'animaux aux besoins de l'homme, est devenue pour eux la source de la plupart des maladies auxquelles ils sont exposés par les circonstances forcées où elle les place continuellement, soit par rapport à la nourriture, au travail, au repos trop absolu, ou à l'exécution de certaines fonctions.

L'utilité des animaux domestiques, particulièrement des herbivores, la part active pour laquelle ils contribuent à la prospérité du sol, ont dû conduire leurs propriétaires à rechercher les moyens de les conserver. Mais, pour parvenir à ce but, on a pris une fausse route en s'attachant toujours à combattre leurs maladies et en négligeant d'en étudier les causes et de les éviter. Cependant il est presque toujours facile de prévenir le plus grand nombre de ces maladies, et très-souvent difficile au contraire d'en obtenir la guérison.

L'amour-propre d'un grand nombre de cultivateurs et autres propriétaires d'animaux, et la routine aveugle à laquelle la majeure partie d'entr'eux s'abandonne, sont peut-être les seules raisons qui jusqu'à ce jour leur ont empêché de croire que leur mauvaise administration dans le régime que doivent suivre les animaux, soit la source la plus commune où ces derniers puisent les maladies qui les affligent.

Que les propriétaires d'animaux jettent un coup-d'œil sur la manière dont ils gouvernent ceux qui sont soumis à leur empire; ils verront que fréquemment ils exigent d'eux un travail que leur trop jeune âge ne leur permet pas d'exécuter; que l'estomac surchargé d'alimens pris à la hâte, ils les conduisent au travail à l'instant où la digestion va commencer; que d'autres fois ils ne leur donnent pas la nourriture nécessaire à leur entretien; que rentrés du travail le corps couvert de sueur, et harassés de fatigues, ils les chassent immédiatement dans les pâturages, où souvent ils sont exposés aux plus fortes intempéries de l'atmosphère (mauvais temps); qu'après avoir été enfermés des nuits entières et une partie de la journée dans des habitations sales, malsaines, sans air, où la chaleur est très-forte, et où ils ont le corps couvert de sueur ou d'humidité, ils les exposent subitement au froid le plus rigoureux; qu'enfin il n'est presque pas d'heure où ils ne les soumettent à l'action d'une cause nuisible à leur santé.

Par surcroît, les dérangemens de la santé, résultats de toutes ces circonstances, peu marqués d'abord, sont méconnus jusqu'à ce que l'équilibre de la machine animale totalement rompu, il ne reste plus d'équivoque sur l'existence des maladies.

C'est alors que, pour compléter cette scène de destruction, la nature, cette mère active qui tend sans cesse à ramener les choses dans l'ordre convenable à la santé, est souvent interrompue, dans ses réactions salutaires, par l'administration de quelques breuvages prescrits par les maréchaux ou par ces médicastres et déhontés charlatans qui infectent les villes et les campagnes, et exploitent avec tant d'habileté la crédulité et la bonne foi du public. Heureux alors est le malade, si la nature chez lui a encore assez de force pour combattre le mal et le médecin! mais si, au contraire, elle l'a déjà abandonné, son épuisement est bientôt complet, et sa mort est inévitable.

Pour peu que l'on raisonne, il est cependant facile de se convaincre que la connaissance des maladies et l'application du traitement qui leur convient, ne peut être que le résultat d'une étude approfondie des diverses parties qui concourent à l'organisation du corps des animaux et des actions réciproques de ces diverses parties les unes envers les autres, et non celui de l'administration, sans réflexion et sans discernement, d'un bol ou d'un breuvage, dans lequel consiste tout le savoir de l'homme inepte qui le prescrit, et dont encore il ignore jusqu'à la plus petite propriété des médicamens qui entrent dans leur composition. Comment aussi assigner la marche d'une maladie et juger des modifications qu'elle aura fait subir ou qu'elle fera subir aux fonctions de l'individu malade, si l'on ne sait ce que sont ces mêmes fonctions dans l'état de santé? Il n'y a que ces hommes dont l'ignorance est absolue, et qui se croient seuls praticiens et instruits parce qu'ils ne savent pas raisonner, qui puissent prétendre à guérir les animaux sans les connaissances qui font la base essentielle de la médecine.

Malheureusement pour les pauvres animaux, la réputation de ces charlatans se trouve soutenue par quelques succès qu'ils s'attribuent avec emphase, et qu'ils exagèrent souvent, mais dont néanmoins il ne leur appartient rien; car il arrive, et cela est très-fréquent, qu'une multitude de maladies, desquelles la nature aurait facilement triomphé, sont souvent prolongées de quelques heures ou de quelques jours par un traitement contraire au rétablisssement du malade, qui doit encore en surmonter les mauvais effets, et dont la guérison n'en est pas moins attribuée à leur savoir-faire.

Le but de cet ouvrage étant de signaler les inconvéniens qui peuvent résulter des diverses circonstances sous l'influence desquelles la domesticité place les animaux ; d'indiquer la manière de les éviter et de les détruire; de prévenir par conséquent une grande partie des maladies qui les affligent, ce serait à tort que l'on espérerait y rencontrer la description de ces maladies et l'indication de leur traitement; on y a fait connaître seulement celles d'entre elles qui sont les plus communes, les moins graves, et dont le traitement ne réclame que l'usage de moyens simples ou quelques modifications dans le régime. Quant à celles plus compliquées, les propriétaires des animaux trouveront toujours un avantage réel à appeler de bonne heure un vétérinaire ; car le retard, dans ces cas, entraîne souvent la perte des malades.

Cet ouvrage est divisé en cinq chapitres. Dans le premier sont indiqués les signes de la santé et leur comparaison avec les signes généraux des maladies; le second traite de l'air et des logemens ; le troisième, des alimens et de la lactation (allaitement); le quatrième, du travail et du repos; dans le cinquième sont indiqués les moyens thérapeutiques qui peuvent être facilement mis en usage par les cultivateurs, toujours dans le but de parvenir au maintien de la santé de leurs animaux.

Destiné aux habitans de la campagne, j'ai dû employer un langage qui soit à leur portée ; cependant je suis loin de rejeter la critique, et ce sera toujours avec une sincère reconnaissance que je recevrai les observations qui me seront faites avec désintéressement et dans le désir d'être utile; je m'empresserai d'en faire usage si jamais je fais réimprimer cet ouvrage, qui n'est tiré qu'à un très-petit nombre d'exemplaires, et n'est que l'esquisse d'un travail beaucoup plus étendu que je me propose de faire sur l'arrondissement de Boulogne.

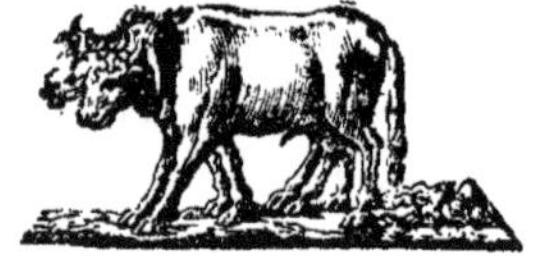

ESSAI
SUR L'HYGIÈNE
DES ANIMAUX
Domestiques Herbivores.

CHAPITRE PREMIER.

Signes de la santé comparés aux signes d'indisposition ou de maladie.

La vie résulte de l'ensemble des fonctions des organes constituant les êtres animés. L'exécution parfaite, mais variable chez les différens individus, de ces fonctions établit la santé. Les dérangemens d'une, de plusieurs, ou de toutes ces fonctions, constituent l'indisposition ou la maladie.

L'hygiène a pour objet de conserver les animaux en santé; mais pour apprécier les circonstances où les animaux sont dans cet état, il est indispensable d'indiquer les signes qui le caractérisent et de les comparer avec ceux de l'état opposé, c'est-à-dire avec les signes d'indisposition ou de maladie; de cette comparaison seule pourra être déduite l'existence de l'un ou de l'autre de ces deux états.

Division des signes de la santé et de ceux d'indisposition ou de maladie.

Parmi ces signes, les uns sont généraux, c'est-à-dire qu'ils résultent de l'ensemble de toutes les fonctions s'exécutant bien pour le premier état, ou dérangées soit primitivement, soit consécutivement, dans les seconds, et sont communs aux trois espèces d'animaux considérées ici.

Les autres sont particuliers ou résultent de l'exécution facile d'une ou de plusieurs fonctions pour l'état de santé, ou du dérangement d'une ou de plusieurs fonctions pour l'état opposé, et sont également communs à ces trois espèces d'animaux.

Enfin, il en est de particuliers à certaines espèces et qui tiennent à quelques fonctions aussi particulières à ces mêmes espèces.

Signes généraux.

La gaîté, exprimée par la vivacité des yeux et l'aisance qu'ont les animaux pour exécuter leurs mouvemens, aisance qui est plus ou moins prononcée selon les espèces; l'appétit pour les alimens qui leur sont ordinaires, variable cependant selon l'espèce et la qualité de ceux-ci; la liberté de la respiration, tant dans le repos que dans l'exercice, état caractérisé par la régularité des flancs et par l'air rejeté par les narrines, qui doit sortir sans bruit, avoir une chaleur très-modéré et être sans odeur, indiquent la santé. Il est encore un état particulier propre aux animaux en santé qu'il est impossible de décrire, mais que les personnes habituées à voir ceux-ci reconnaîtront facilement.

La tristesse des animaux, la nonchalance ou la difficulté de leur marche, leur paresse durant le travail, la diminution ou la perte de leur appétit, la gêne de la respiration, caractérisent en général l'indisposition ou la maladie.

Signes particuliers à une ou à plusieurs fonctions.

1°. *Signes tirés des fonctions de la peau.* La souplesse, la moiteur et la chaleur modérée et égale de la peau, sur toutes les parties du corps; la finesse, le luisant et l'uni des poils qui la recouvre, chez le cheval et la vache; l'abondance du suin, et la couleur rosée de la peau chez les bêtes à laine, sont des signes de santé.

La dureté de cet organe, son adhérence aux côtes, sa trop grande chaleur ou son refroidissement très-prononcés sur certaines parties, telles qu'aux oreilles et à l'extrémité des membres; l'alternative du chaud et du froid à ces mêmes parties; la longueur, la couleur terne et le redressement des poils, chez le cheval et la vache, et la sécheresse et le peu d'adhérence de la laine chez le mouton, sont des signes de maladie.

Les fonctions de la peau sont susceptibles de présenter dans les différens états de la vie plusieurs variations, dont la plupart néanmoins sont compatibles avec l'état de santé. Il est essentiel de faire connaître ces variations, afin d'établir la différence qui existe entre celles propres à cet état d'avec celles qui dénotent la maladie.

Les animaux qui font usage d'alimens verts, particulièrement s'ils les prennent en liberté dans les pâturages, et qu'ils y restent exposés la nuit et le jour, transpirent beaucoup moins, et ont le poil ordinairement plus long et moins luisant que ceux qui sont nourris à l'écurie avec des alimens secs et très-substantiels. L'état sec ou humide, chaud ou froid de l'air, à l'époque où les animaux sont dans les pâturages, font beaucoup varier l'état de la peau et des poils indiqué dans le premier cas. La longueur des derniers est surtout remarquable chez ceux qui restent très-tard en saison dans les pâturages; cependant ceux qui, quoique vivant à l'écurie, n'y reçoivent qu'une faible nourriture, ont aussi le poil long, ce qui, sans caractériser l'état d'indisposition des organes, dénote la faiblesse de leurs actions; les chevaux hongres, ont aussi assez généralement les poils plus longs que les jumens et surtout que les chevaux entiers.

L'exercice augmente sensiblement l'action de la peau, par l'excitation qu'il donne à tous les organes, et s'il est un peu pénible, il ne tarde pas à produire la sueur, qui se manifeste souvent dans des circonstances opposées: ainsi, chez les animaux mis en action, elle est le résultat de la surexcitation de la peau; dans d'autres cas, au contraire, elle paraît être due au relâchement de cet organe, et c'est ce que l'on observe particulièrement en automne, dans le premier mois duquel le temps, sans être froid, est presque constamment humide, et durant lequel les animaux sont dans un état de gêne qui les met en sueur au moindre exercice; la même chose a lieu lorsqu'en hiver les animaux sont entassés dans des habitations très-chaudes, où l'air ne se renouvelle pas, où ils sont dans un état de malaise continuel et suent abondamment.

On a vu que les animaux nourris d'alimens verts, ou dans des pâturages, transpiraient peu, tandis que ceux nourris avec des alimens secs et substantiels transpiraient beaucoup; l'opposé a lieu pour la sueur, les derniers suent beaucoup moins et avec plus de difficulté que les premiers, qui se couvrent de sueur au moindre exercice.

Lorsqu'il fait chaud, si les animaux sont en santé, la sueur se sèche promptement; lorsqu'au contraire, le temps est humide, que la température de l'air est peu élevée, particulièrement si les animaux ne sont pas en santé, elle se sèche très-difficilement, plusieurs mêmes restent avec le poil constamment humide. Dans quelques cas, la sueur exhale une odeur désagréable, signe évident de l'état d'indisposition des individus chez lesquels on l'observe.

2°. *Signes tirés des évacuations alvines* (fientes). Chez le cheval en santé, ces résidus des substances alimentaires, agglutinés par une quantité plus ou moins grande des sucs propres aux voies digestives, n'ont pas totalement perdu leur texture première : ils sont bien divisés, mais ils offrent encore l'apparence fibreuse; leur couleur varie selon l'espèce d'aliment dont l'animal fait usage; verdâtres un peu jaunâtres lorsqu'il mange du foin et de la paille; ils sont noirâtres quand il mange du waras, parfois liquides et très-verts quand il vit dans les pâturages ou qu'il est nourri avec des alimens verts.

Chez le bœuf et le mouton, ils ont perdu toute apparence de leur texture première; ils sont généralement plus imbibés de liquides que chez le cheval; leur consistance et leur couleur sont à-peu-près les mêmes et varient dans les mêmes circonstances que chez ce dernier.

Des brins de paille ou d'autres fourrages, et des grains d'avoine ou d'autres grains, dans les fientes; la présence à leur surface d'un enduit glaireux et luisant, leur odeur désagréable, sont les signes de l'état d'indisposition ou de maladie de l'estomac ou des intestins (boyaux), et doivent appeler l'attention du propriétaire. Il arrive cependant, à l'égard des grains d'avoine et de waras, que leur présence n'y est due qu'à la voracité avec laquelle certains animaux les mangent, ou bien à la difficulté que les jeunes animaux éprouvent à mâcher lors de la sortie de leurs dents; mais, dans ce cas, les autres alimens sont ordinairement bien digérés.

3°. *Signes tirés de l'urine.* Ordinairement blanchâtre, légèrement épaisse chez les chevaux en santé, ce caractère est d'autant plus prononcé que ces animaux font usage d'alimens verts et qu'ils ne sont soumis qu'à des travaux modérés: elle peut cependant être claire sans que pour cela il y ait dérangement de leur santé.

Chez les vaches et les bêtes à laine, l'urine est toujours claire et légèrement citrine; elle est moins susceptible de varier dans ses états ordinaires que chez le cheval.

L'urine jaunâtre, filante à la manière de l'huile, ou bien de couleur roussâtre, ou la difficulté de son évacuation, sont des signes de dérangemens dans quelques organes ou dans leurs fonctions.

Les waras, surtout ceux de fèves, et tous les alimens très-substantiels, particulièrement lorsque pendant leur usage les animaux sont soumis à des travaux pénibles, donnent à l'urine une couleur très-foncée; souvent alors elle devient rosée et quelquefois sanguinolente. Cette circonstance, peu grave par elle-même, réclame cependant quelques modifications dans le régime : sa persistance pourrait faire naître des accidens plus graves. Ces modifications consistent dans la suppression ou la diminution de la ration de waras, dans la modération du travail et à faire barboter les animaux pendant quelques jours. En été, l'usage de l'eau des mares sales et bourbeuses, surtout si elles sont environnées d'arbres, et son insuffisance, font naître des effets semblables chez les bêtes à cornes et chez les bêtes à laine : l'administration de breuvages composés d'une décoction d'oseille, donnés aux premières, et une boisson suffisante aux dernières, font presque toujours disparaître ces accidens.

4°. *Signes tirés des membranes apparentes.* Les ouvertures naturelles, telles que la bouche, les narrines, les yeux, la vulve (portant), sont tapissées par des membranes qui, dans l'état de santé, ont une couleur rose peu prononcée et sont légèrement humectées; chez la vache, le mufle est recouvert par un de ces membranes, et son humidité est un signe de la santé de cet animal.

La pâleur de ces membranes, leur teinte jaunâtre, ou leur sécheresse, sont au contraire des signes de maladie.

Signes particuliers à certaines espèces.

Chez les bêtes à cornes et chez les bêtes à laine, espèces douées d'une fonction particulière appelée rumination (remi), l'exécution de cette fonction est un signe très-évident de leur santé; sa cessation au contraire est l'indice de ses dérangemens.

Tous les signes de santé qui viennent d'être énumérés, de même que ses dérangemens, ne se montrent pas d'une manière également prononcée chez tous les individus de la même espèce; c'est cette inégalité qui établit les différences individuelles, lesquelles dépendent de l'inégalité des fonctions chez les individus.

Ces différences, par lesquelles les animaux de la même espèce se distinguent les uns des autres, sans cesser d'être en état de santé, se rapportent à des causes dont les unes sont inhérentes à l'existence même des individus, les autres dépendent de choses ou de circonstances qui sont hors d'eux; les premières se rapportent aux températmens, les secondes sont les habitudes contractées.

Les tempéramens, chez les animaux, ne peuvent guère se rapporter qu'à deux chefs principaux, caractérisés par des différences dans les rapports mutuels d'étendue et d'activité entre les systèmes vasculaires lymphatiques et sanguins; ainsi, lorsque le premier de ces systèmes prédomine, le tempérament est dit lymphatique; il est caractérisé par des formes empâtées, par le grand volume de toutes les parties du corps, par l'épaisseur considérable de la peau, par une crinière abondamment fournie, par la grosseur des crins, par une grande quantité de longs poils en arrière des canons et des boulets, par la vigueur peu prononcée, et par une sensibilité obtuse. Chez les animaux, au contraire, où le système sanguin prédomine, les formes sont mieux dessinées, le corps est moins volumineux, la peau plus fine, les crins plus fins, moins nombreux et plus courts, on ne remarque presque pas de longs poils aux jambes, la vigueur est très-grande, et la sensibilité est portée au plus haut degré.

Les animaux dont le tempérament est lymphatique ne reçoivent qu'une impression faible des causes qui produisent les maladies; mais quelque faible que soit cette impression, ils résistent peu à leur action, aussi sont-ils souvent indisposés et rarement très-malades; ceux, au contraire, chez lesquels le tempérament est sanguin reçoivent une impression très-marquée de ces causes ; mais la vie, chez eux très-active, résiste vigoureusement à leur action ; ils sont rarement indisposés, tandis que leurs maladies, au contraire, aussi très-rares, sont généralement graves et souvent mortelles.

Le tempérament, ou mieux, la constitution propre à chaque individu de la même espèce, dérive de celle de ses parens, de la manière dont il est gouverné dans les premiers temps de sa vie, et du lieu qu'il habite. Ces causes des variations dans les constitutions individuelles des animaux sont très-essentielles à considérer de la part des propriétaires d'animaux et particulièrement de ceux qui se livrent à la multiplication, car c'est sur quelques-unes de ces données que doivent être basés les accouplemens.

Les différences imprimées aux individus par des circonstances placées hors d'eux, dépendent de toutes les choses avec lesquelles les animaux sont mis en rapport, et dont l'action temporaire ou continuée change la disposition de leur corps, de même que leur sensibilité aux influences auxquelles ils se trouvent exposés. Ainsi, le séjour habituel des animaux dans certaines localités où ils sont constamment exposés à l'action d'une cause peu favorable au maintien de la santé, annulle ordinairement l'effet de ces causes, mais souvent en produisant un changement dans leur constitution, s'ils y ont été amenés d'un autre lieu, ou en leur en donnant un propre à ces locatités lorsqu'ils y sont nés ; cette circonstance se manifeste aussi-bien dans les cas favorables à la santé que dans ceux qui lui sont nuisibles ; c'est ainsi que les animaux transportés des premiers lieux dans d'autres plus salubres, acquièrent une énergie et une force de santé qu'ils n'auraient jamais eues s'ils étaient rester dans les lieux qui les ont vu naître.

Tous les moyens employés pour modifier ou intercepter l'action immédiate des agens extérieurs sur les corps des animaux par des recherches mal combinées, deviennent, par la même raison, lorsque l'on en fait un usage prolongé, des habitudes plus ou moins impérieuses, dont la négligence de leur emploi envers ces animaux ou la position de ces derniers dans un état opposé, dans un autre temps, leur est presque toujours funeste. Ainsi, faute d'avoir employé les forces de leur corps dans une réaction utile à l'affermissement de leurs organes, on leur fait contracter une faiblesse acquise.

Moyens mis en usage pour entretenir le propreté de la surface du corps.

Divers moyens sont employés pour débarrasser la peau qui recouvre toutes les parties du corps des produits des excrétions et des corps étrangers qui peuvent s'y être déposés accidentellement. En même temps que ces moyens contribuent ainsi à entretenir la propreté des animaux, qu'un peu plus d'amour-propre de la part d'un grand nombre de cultivavateurs devrait leur faire rechercher davantage qu'on ne l'a généralement fait jusqu'à présent, ils contribuent encore d'une manière très-prononcée au maintien de leur santé, dont les dérangemens n'ont quelquefois pour cause que la blâmable négligence que l'on apporte dans leur usage.

1°. *Pansement de la main (pansage.)* Cinq instrumens sont nécessaires pour faire le pansement de la main, ce sont une étrille, une brosse ou un bouchon de paille, une époussette, un peigne et une éponge.

L'étrille est presque le seul de ces instrumens qui soit employé pour faire le pansement des chevaux dans les campagnes; encore cet instrument est-il très-mal conformé et ne remplit-il qu'imparfaitement son but; les dents, en étant très-larges à leur base et affectant la forme de celles d'une scie, ne peuvent ramasser la crasse et ont l'inconvénient d'égratigner la peau, de faire redouter leur action aux animaux, et dans quelques-uns de les rendre méchans; il faut, pour que l'étrille soit convenable, que les dents en soient fines, rapprochées, et non piquantes à leur extrémité.

Le peigne et l'éponge sont trop négligés; leur usage devrait être général; le mauvais état de la crinière donne souvent naissance à des accidens. Avec l'éponge on nettoirait les narines et les yeux, souvent gênés par la poussière qui s'introduit dans ces parties, soit lorsque les animaux sont au travail, soit pendant qu'ils prennent leurs alimens dans les mangeoires des écuries, souvent très-sales.

Demi-bains. Le plus ordinairement, lorsque l'on a des abreuvoirs à portée, on y mène journellement les animaux, et on les fait entrer dans l'eau plus ou moins haut. Cette pratique, très-bonne en été, a souvent de graves inconvéniens à cause du peu de précaution que l'on prend dans son usage. C'est ainsi que, sans égard à la saison, on y fait souvent entrer les animaux dans l'eau jusqu'au ventre, et quelquefois plus haut, pendant les temps les plus froids, la majeure partie du temps lorsqu'ils ont le corps mouillé de sueur, ou immédiatement après leur repas. Pour que ce moyen leur soit salutaire, on doit ne les y conduire que lorsque la sueur est complètement séchée, avant de prendre leur repas ou quelque temps après, et non pas immédiatement après avoir mangé leur avoine; et s'en abstenir lorsque la température de l'air est trop basse : éviter par conséquent de les y passer par les temps froids, et surtout en temps de gelée. Il est préférable, mais un peu plus pénible pour le conducteur, dans ces deux derniers cas, lorsque les animaux ont le ventre et les membres couverts de boue, de leur laver ces parties avec un bouchon de paille mouillée, et de les sécher ensuite avec de la paille sèche.

Bains généraux. Pendant les chaleurs de l'été on baigne, quelquefois complètement, les animaux; mais pour cette opération, souvent très-salutaire, on doit choisir l'époque du jour où la température de l'air et celle de l'eau sont à-peu-près égales. Cette immersion ne doit se renouveler qu'à des époques éloignées, et être faites, autant que possible, les jours de repos. Les bains de mer sont généralement préférables à ceux d'eau douce.

En général, que les bains soient locaux ou généraux, on doit d'autant moins répéter leur usage, que la température est moins élevée ; c'est particulièrement à l'égard des femelles pleines et de celles qui nourrissent des poulains, que ces précautions doivent être prises : on ne doit même y mener que très-rarement les dernières.

Couvertures. Dans quelques cas, après l'exécution du pansement de la main, on place des couvertures sur les animaux, pour conserver la finesse et le brillant des poils, signes qui caractérisent ordinairement la santé et qui flattent la vue; mais, outre que l'usage des couvertures produit évidemment cet effet, lorsque les fonctions de la vie s'exécutent d'ailleurs avec facilité, elles contribuent aussi à augmenter l'action de la peau, et ce n'est que par l'entretien des fonctions de cet organe qu'elles amènent au résultat que l'on s'est proposé.

Cette augmentation des fonctions de l'organe cutané, salutaire tant qu'elle est entretenue dans des proportions convenables, finit cependant par devenir pour l'animal un objet de première nécessité ; d'un autre côté, un animal envers lequel on fait habituellement usage de couvertures, doit ressentir d'une manière plus marquée et recevoir une atteinte plus profonde des intempéries atmosphériques (mauvais temps) ou de tout autre cause capable d'agir sur la peau, qu'un autre animal qui a habituellement le corps nu.

Les couvertures ne sont ordinairement mises en usage qu'envers les chevaux qui servent à l'agrément; et pour que leur emploi soit favorable à ces derniers, il faut que les soins qui en accompagnent l'usage soient proportionnés au besoin factice qu'acquièrent les animaux par l'habitude de leur emploi. Ce moyen serait plutôt nuisible qu'avantageux aux chevaux employés aux travaux pénibles. Ceux-ci étant fréquemment exposés aux vicissitudes atmosphériques, on doit chercher tous les moyens propres à faire acquérir à leurs organes, mais toujours d'une manière graduée, le surcroît de force qui leur est nécessaire pour résister à l'action des agens à l'influence desquels les exposent les services que l'on exige d'eux.

Le pansement de la main, consistant en une espèce de friction opérée sur toute la surface du corps, produit un effet analogue à celui des couvertures; cependant il n'en a pas les mêmes inconvéniens, en ce qu'il n'est que momentané; néanmoins, si les animaux, quoique ne faisant même pas usage de couverture, restent exposés à l'air libre et en repos immédiatement après cette opération, il en résulte un tremblement universel, indice certain de l'effet que produit l'air sur la peau, excitée par les frottemens exercés à sa surface. Cette circonstance, très-fréquente quand on panse les animaux dehors lorsque l'air est froid, et à laquelle on fait généralement peu d'attention, a souvent des conséquences funestes, particulièrement si le pansement se fait après le repas : il est donc nécessaire, lorsque les circonstances exigent que le pansement de la main se fasse dehors, de rentrer les animaux à l'écurie aussitôt qu'il sera fini, ou mieux encore de les soumettre à un léger exercice.

Les travaux champêtres, et en général tous ceux que l'on fait exécuter aux chevaux, ne permettent pas aux hommes qui sont chargés de les soigner, d'exécuter le pansement de la main comme on le fait ordinairement sur les chevaux qui ne servent qu'à l'agrément ou qui ne font que des travaux de courte durée; mais ces difficultés n'autorisent pas à le négliger complètement. Ainsi un domestique actif doit passer au moins dix minutes à un quart d'heure pour le pansement de la main de chacun des chevaux qu'il a à soigner : ce laps de temps, quoique très-court, est suffisant pour l'exécuter d'une manière satisfaisante pour le maintien de leur santé; il doit être fait au moins une fois le jour, et, en outre, toutes les fois que les chevaux rentrent à l'écurie le corps couvert de sueur, ou lorsqu'ils ont été exposés à la pluie; ils doivent être bouchonnés pendant un temps assez long pour déterminer l'évaporation de la presque totalité de la sueur ou de l'humidité, dont le séjour à la surface du corps peut donner lieu à des accidens graves, produits par le froid, qui occasionne la soustraction du calorique (la chaleur) nécessaire à leur évaporation spontanée.

On est dans l'usage de n'exécuter le pansement de la main que sur les animaux de l'espèce du cheval, et de ne le faire que lorsqu'ils sont parvenus à l'âge auquel ils peuvent être employés au travail. On donne pour raison que le pansement de la main produit une impression trop vive sur la peau, organe très-délicat chez les jeunes animaux. En fait, le pansement de la main est à-peu-près inutile sur ces derniers, l'excrétion de l'organe cutané (la peau) étant moins forte chez eux que chez ceux qui ont acquis la totalité ou la presque totalité de leur accroissement; ils ne sont soumis à aucun exercice forcé, par conséquent rarement susceptibles d'être mis en sueur; presque constamment dans les pâturages, ils se trouvent d'ailleurs dans une situation qui rend l'exécution du pansement de la main difficile; il pourrait même leur devenir nuisible; l'accroissement d'action qu'en recevrait l'organe cutané (la peau), les rendrait infailliblement plus sensibles à l'influence des agens extérieurs, dont l'action s'exerce sur cet organe. Durant l'hiver, lorsque ces animaux sont retenus à l'écurie et pourraient être pansés, il est préférable de les laisser dehors en liberté, en leur permettant l'entrée d'une écurie où ils puissent se mettre à l'abri des intempéries atmosphériques; on remarque que les poulains, et en général les jeunes animaux de toutes les espèces que l'on élève de cette manière, ont à la vérité moins d'apparence à cette saison, mais sont beaucoup plus robustes que ceux soignés et retenus à l'écurie, et susceptibles de prendre de plus belles formes et un accroissement plus marqué que les derniers, lorsqu'ils sont placés dans les circonstances plus favorables de la belle saison.

A l'égard des vaches, la malpropreté est souvent portée

au plus haut degré, surtout lorsqu'il s'agit de les engraisser. Sans rechercher si la malpropreté est nécessaire à l'engraissement, opinion qui paraît dénuée de fondement, on pourrait, et cela est de première nécessité, entretenir les étables habitées par des vaches laitières en état de propreté, arracher avec une étrille les fientes qui s'attachent aux fesses, et bouchonner toute la surface de leur corps afin d'enlever le plus gros des poussières et des autres corps étrangers qui peuvent s'y trouver : ces moyens sont toujours salutaires, et pour en être convaincu, il suffit de comparer les vaches d'une étable où ils sont mis en usage avec celles d'une étable où ils sont négligés.

La toison des bêtes à laine réclame quelque attention ; il importe de la débarrasser des corps étrangers, tels que les graines, les feuilles et la poussière, qui, lorsqu'elles pénètrent dans son intérieur, vont souvent jusqu'à la peau, où elles déterminent des accidens, dont le moindre est la perte d'une partie de la toison, la démangeaison que ces corps causent à la peau excitant ces animaux à se frotter contre tout ce qui se trouve à leur portée ; quelques-unes de leurs maladies cutanées n'ont souvent pas d'autre cause.

CHAPITRE II.

De l'Air et des Habitations.

§ 1. De l'Air.

De toutes les choses sous l'influence desquelles vivent les animaux, l'atmosphère, dont l'air, qui le constitue essentiellement, est indispensable à leur existence, est, par les nombreuses variations qu'il est susceptible d'éprouver, celui dont les effets sont les plus multipliés et parfois les plus nuisibles à leur santé.

Composé dans son plus grand état de pureté de trois élémens combinés dans des proportions données, l'air est susceptible d'être altéré par la vie même des animaux qui le respirent; un de ses élémens (l'oxigène) étant usé en partie par l'acte de la respiration, la proportion de celui-ci en est diminuée, tandis qu'un de ses autres élémens (l'acide carbonique), formé durant le même acte, est rejeté au dehors et augmente la quantité de ce dernier.

Ce changement dans les proportions des élémens constituans de l'air, inappréciable et presque insensible lorsque les animaux vivent dehors, reste également inapprécié, quoique souvent très-marqué, lorsque ces derniers vivent dans les habitations, ordinairement trop petites, eu égard au nombre de ceux qu'on y loge; il en résulte fréquemment une gêne de la respiration d'autant plus marquée et plus nuisible, que souvent l'unique ouverture que l'on remarque à ces logemens est si exactement fermée, que l'air extérieur a la plus grande difficulté à y pénétrer et par conséquent à renouveler celui du dedans.

L'humidité formée durant l'acte de la respiration, celle provenant de l'évaporation qui se fait à la surface du corps des animaux, la haute température du lieu qu'ils habitent, produite par la chaleur qu'ils dégagent, augmentent encore les effets nuisibles qui doivent résulter des changemens de proportion des élémens constituans de l'air; la première (l'humidité) en relâchant les organes, la seconde (la chaleur) en dilatant l'air et en diminuant conséquemment la quantité de ce fluide, qui doit entrer dans les poumons à chaque inspiration; la respiration, dans ce cas, est haletante, et les flancs battent avec plus de vitesse que dans l'état naturel.

C'est en donnant aux écuries une disposition telle, que l'air puisse s'y renouveler facilement, que l'on peut éviter les inconvéniens qui peuvent résulter de ces circonstances. Voyez l'article HABITATIONS.

L'humidité et la chaleur de l'air, ou son humidité seule, sont aussi susceptibles de produire des effets analogues, lorsque les animaux vivent hors des habitations. La gêne que produisent ces états de l'air est remarquable en été, pendant les grandes chaleurs, lorsque le temps est orageux, et dans les premiers mois d'automne, durant lesquels l'air, dont la température est encore assez élevée, est presque constamment chargé de nuages ou de brouillards. Il n'est personne qui n'ait remarqué l'état pénible qu'éprouvent les animaux et même les hommes à cette époque de l'année : le moindre exercice suffit alors pour les mettre en sueur.

La chaleur naturelle de l'air est presque toujours favorable à la santé lorsqu'il y a absence d'humidité. Cette dernière, au contraire, n'est jamais salutaire, souvent nuisible, et ses effets d'autant plus prononcés que la température de l'air est moins élevée (qu'il fait plus froid), que les vents soufflent avec plus de violence, et que les animaux y sont exposés dans l'inaction, ou dans des circonstances qui ne leur permettent que de prendre un exercice très-borné. Aussi les brouillards, et particulièrement ceux de l'automne, ainsi que les pluies abondantes et ordinairement très-froides de cette époque, sont-ils très-préjudiciables à la santé des animaux; et dans une infinité de cas, les avortemens et les maladies connues sous le nom d'étranguillon, si communes dans le même temps, ne reconnaissent pas d'autre cause que l'exposition de ces animaux à l'action de ces intempéries de l'atmosphère. On doit donc chercher les moyens de les soustraire à ces causes destructives de leur santé, surtout durant les nuits très-froides, pendant lesquelles les brouillards sont quelquefois très-épais et exhalent une odeur désagréable.

C'est ici le cas de rappeler combien il serait avantageux de cesser l'habitude trop commune que l'on a de laisser séjourner les animaux sur les pâturages pendant les jours inconstans des mois d'octobre et de novembre et quelquefois de ceux qui suivent, séjour d'autant plus pernicieux que les animaux y sont chassés de très-bonne heure le matin, après qu'ils ont passé la nuit dans des écuries très-chaudes, où souvent ils étaient en sueur, ou bien immédiatement ou très-peu de temps après qu'ils sont rentrés du travail et harassés des fatigues du jour, lorsqu'on les y place encore durant la nuit.

La neige ou le frimas, qui succèdent aux brouillards généralement très-froids de cette saison, produisent les mêmes accidens, mais d'une manière encore plus grave.

Il est encore une infinité d'autres corps qui, en se mélangeant avec l'air, altèrent sa pureté et peuvent nuire à la santé des animaux; les plus communs sont les gaz qui s'élèvent des écuries qui ne sont pas suffisamment aérées, d'où l'on néglige d'extraire tous les jours les fumiers et d'en balayer le sol, ou de celles qui, manquant d'égoût, permettent à l'urine de séjourner dans la litière : c'est le plus communément du gaz ammoniac qui se dégage dans ce cas; on en reconnaît la présence à son odeur piquante et à l'impression qu'il produit sur les yeux. Cependant les personnes habituées à fréquenter les écuries ainsi tenues, s'en aperçoivent difficilement, l'habitude qu'elles ont d'être exposées à son action leur faisant perdre la faculté d'en ressentir les effets d'une manière aussi évidentes qu'à celles qui y sont étrangères.

Le développement de ce gaz a surtout lieu dans les écuries habitées par des chevaux entiers ou par des chevaux hongres : cette circonstance n'est pas due, comme on pourrait peut-être le penser, à ce que l'urine des mâles soit plus susceptible de fournir ce gaz que celle des femelles, mais bien à ce que les mâles évacuant constamment leur urine sur la litière, celle-ci s'en imbibant, elle séjourne plus long-temps sous eux que chez les jumens, qui l'évacuent ordinairement hors de la litière. Les moyens de remédier à cet inconvénient consisteront à donner aux écuries un égoût suffisant, à les aérer convenablement, à balayer exactement au moins une fois par jour le sol de celles habitées par les jumens, et plusieurs fois dans le même temps celles habitées par des chevaux hongres ou par des chevaux entiers.

Les animaux affectés de maladies graves chez lesquels on a appliqué un ou plusieurs sétons, ceux qui par la nature de leur maladie exhalent des odeurs plus ou moins désagréables, sont susceptibles, en infectant l'air, de nuire à la santé des animaux sains habitant le même local. On a même vu, dans ce cas, les derniers contracter des maladies analogues à celles dont étaient affectés les premiers, ce qui plus d'une fois les a fait regarder, quoique à tort, comme étant contagieuses. Il est urgent, dans cette circonstance, non pas de séparer l'animal malade d'avec ceux qui sont sains, mais bien de retirer ces derniers de l'habitation du premier, à moins qu'il ne soit malade que depuis un laps de temps très-court : les mêmes inconvéniens peuvent résulter du séjour parmi les animaux sains de chevaux affectés de grappes ou eaux aux jambes.

Lorsque l'on n'a pas d'écuries en quantité suffisante pour y placer les animaux sains, il convient alors de conduire le malade dans un autre lieu et de désinfecter l'écurie qu'il vient de quitter, d'abord en lavant exactement l'auge et les râteliers de la place qu'il occupait avec une dissolution de chlorure de chaux, puis en faisant, si son séjour pendant sa maladie y a été prolongé, ou si sa maladie est très-grave et fait craindre la contagion, une fumigation guytonnienne (1).

---

(1) Pour faire celle-ci, après avoir retiré tous les animaux hors du local, on en ferme exactement toutes les issues ; on prend, pour une habitation

Lors d'avortement et quelquefois dans le cas de poulinage, de vêlage ou d'agnelage naturels et à terme, les femelles exhalent une odeur désagréable qui fréquemment nuit à la santé des autres animaux, et provoque dans certains cas le même accident chez d'autres femelles : ce qui l'a fait regarder comme contagieux par des auteurs d'un très-grand mérite. Il convient, dans cette circonstance, de placer les premières dans un lieu séparé, et d'user envers les autres animaux des moyens indiqués pour désinfecter les habitations.

Il n'est pas toujours nécessaire, cependant, de recourir dans ce dernier cas, ni même dans le cas d'autres maladies, à tous les moyens qui viennent d'être indiqués; il suffit souvent de donner de l'air à ces habitations et d'en bien nétoyer le sol, pour détruire l'odeur qu'exhalent les animaux malades. On doit s'abstenir, dans tous ces cas, d'employer les fumigations de baies de genièvre ou de tout autre plante aromatique, conseillées dans l'enfance de l'art vétérinaire par d'anciens auteurs, et perpétuées par la plupart des maréchaux et des médicastres de nos jours.

Les animaux morts ou les productions d'animaux malades que l'on dépose au voisinage des habitations, la décomposition de certains végétaux, particulièrement de ceux qui croissent dans l'eau après le dessèchement des fossés et des marais, et plusieurs autres circonstances, peuvent aussi infecter

---

pouvant contenir six chevaux, dix onces d'acide hydrochlorique et deux onces de peroxide de manganèse en poudre : on mêle ces deux substances ensemble dans une assiette ou un plat vernissé, que l'on place ensuite, au milieu du local, sur des cendres chaudes. On laisse ainsi dégager ce gaz durant quelques heures, puis on ouvre les portes et les fenêtres pour permettre sa sortie et on y ramène les animaux.

l'air et être nuisibles à la santé des animaux. On doit, dans le premier cas, éloigner autant que possible des habitations ces objets infectans : on doit même les enfouir; dans le second cas, il est souvent impossible de les détruire : on doit alors faire usage de moyens propres à modifier leur action, que trop souvent on méconnaît, et contre laquelle viennent échouer des traitemens longs et dispendieux qu'un peu plus d'attention permettrait souvent de rendre plus simples et moins coûteux. Les moyens qu'il convient de mettre en usage dans ce cas sont extrêmement variables et ne peuvent être prescrits que d'après l'inspection de la localité : c'est au vétérinaire qu'il faut avoir recours dans cette circonstance souvent difficile.

§ 2. Des Habitations.

Les habitations ont pour objet de soustraire les animaux aux influences des intempéries atmosphériques; mais en cherchant à obtenir ce résultat salutaire, on en produit souvent un très-mauvais par les mauvaises dispositions qu'on leur donne et par les abus que l'on commet dans leur usage : c'est ce que l'on a pu voir dans le paragraphe précédent, touchant plusieurs des altérations que l'air est susceptible d'éprouver.

Les habitations des animaux sont appelées, suivant l'espèce de ceux qu'on y loge, écuries, étables et bergeries. Les écuries et les étables sont à un seul rang ou à deux rangs; les premières sont infiniment préférables, parce qu'elles n'exposent pas aux nombreux inconvéniens que présentent celles à deux rangs, surtout lorsque ces dernières sont étroites, les animaux pouvant alors s'entredonner des coups de pieds ou atteindre les personnes chargées de les soigner. Les écuries et les étables à un seul rang ont aussi l'avantage de pouvoir être plus facilement éclairées et mieux entretenues en état de propreté, objets qui sont de la plus haute importance.

Dans les bergeries, les animaux n'ont pas de place assignée; ils en occupent indistinctement l'un ou l'autre point : les objets destinés à contenir leurs alimens, sont disposés tout autour du local et quelquefois dans son milieu.

La majeure partie des habitations ont une construction vicieuse; quelques-unes, adossées à des pentes ou en partie creusées dans le sol, sont très-humides; il faut, lorsque l'on construit des logemens pour les animaux, choisir, autant que cela est possible, un endroit plat, relever le sol un peu au-dessus de celui qui leur est extérieur, et placer la façade où se trouve la porte d'entrée dans une direction variable du sud à l'est, les vents du sud-ouest au nord-est, passant par le nord, étant ou très-humides, ou très-froids. Elles sont généralement trop petites, eu égard au nombre d'animaux qu'on y loge; ceux-ci ne peuvent souvent s'y coucher que les uns après les autres; les planchers en sont trop bas; un grand nombre d'entr'elles en sont même dépourvues, ce qui a le double inconvénient de les rendre étouffantes et malpropres, et d'entraîner la perte ou au moins la détérioration d'une partie des fourrages placés au-dessus, qui n'en sont pas moins donnés aux animaux dans cet état d'altération, et peuvent ainsi nuire à leur santé.

La longueur des habitations doit être proportionnée au nombre d'animaux que l'on se propose d'y loger : quatre pieds au moins sont l'espace que l'on doit accorder pour chaque animal; leur hauteur sous le plancher doit être de huit pieds; en général, on doit la proportionner à leur longueur; leur largeur sera de quinze à dix-huit pieds.

Leur sol doit être légèrement incliné des faces vers le milieu, et un très-petit ruisseau, que l'on placera toujours à neuf pieds du mur sur lequel seront établies les mangeoires, régnera dans toute leur longueur. L'inclinaison du sol, à partir du mur indiqué jusqu'au ruisseau, ne doit pas être de plus de quatre pouces : une pente plus rapide fatigue beaucoup les animaux et entraîne la ruine des membres des chevaux. Le ruisseau doit, autant que possible, s'égoûter par une de ses extrémités; on peut cependant lui donner son égoût par la porte d'entrée : dans l'un et l'autre cas, on lui conservera une pente peu marquée vers le point par lequel il devra s'égoûter. Le sol doit être pavé, ou bien être fait de cendrée ou de marne blanche battue.

On gagnera toujours à faire des planchers à ces habitations, quels que soient les frais qu'ils pourront occasionner. La meilleure conservation des fourrages placés au-dessus, et le maintien de la santé des animaux en dédommageront toujours amplement; ces planchers doivent être faits en planches bouffetées, ou bien en lattes garnies en dessus et en dessous avec de l'argile. Ce dernier moyen est peu dispendieux, suffisamment solide, très-facile à faire, et a l'avantage d'être un garant contre le feu, auquel le défaut de plancher expose à chaque instant.

Les murailles n'ont ordinairement d'autre issue que la porte d'entrée, et dans quelques cas plusieurs trous étroits placés vis-à-vis la tête des animaux; issues qu'en hiver on ferme très-exactement. Il conviendrait, pour que les habitations fussent salubres, de les percer de grandes ouvertures qui puissent facilement permettre le renouvellement de l'air et déterminer l'évaporation de l'humidité, qui trop souvent règne dans la plupart de celles-ci. Ainsi, le mur de fond, celui qui doit porter la mangeoire (en supposant que l'écurie soit à un seul rang) doit être percé de croisées ayant au moins 2 pieds de longueur sur 18 pouces de hauteur, dont la partie inférieure sera élevée au moins à six pieds au-dessus du sol, et non percé vis-à-vis le nez des animaux, comme on le fait généralement pour les trous précédemment indiqués. Le centre de chacune de ces croisées doit répondre au point de séparation de chaque deux animaux, et leur nombre être multiplié autant de fois que l'on doit y placer de paire de grands animaux; on doit cependant laisser entre le bord de la première et de la dernière et la muraille qui la précède ou qui la suit, un espace de quatre pieds; les coins des habitations devront être destinés à un usage que l'on fera connaître plus loin.

Chacune des croisées pratiquées aux habitations des animaux doit être fermée en-dedans par une toile claire, pour empêcher en été l'entrée des insectes, et en dehors par un contrevent. Des trous en forme de créneaux, hauts de six pouces et larges de quatre, doivent aussi être pratiqués à rase du sol, sous le centre de chacune de ces dernières.

La muraille de devant doit aussi être percée de croisées; mais elles doivent y être plus grandes et plus multipliées; leur hauteur peut être de quatre pieds, et leur largeur de deux pieds; leur partie inférieure doit être au moins à trois pieds au-dessus du sol intérieur. Une de ces croisées suffit pour répondre à deux de celles placées sur la face opposée; elles seront fermées de la même manière que ces dernières; la porte d'entrée, qui doit avoir au moins quatre pieds de largeur et six de hauteur, tiendra lieu d'une de ces croisées; elle suffira même pour une habitation devant contenir quatre à cinq animaux de grande espèce. Entre les croisées placées sur cette muraille et la porte, ou sur les côtés de cette dernière lorsque les premières n'existeront pas, doivent être scellés des pieux en bois destinés à recevoir les colliers et autres harnais, que trop fréquemment on place à terre, où alors ils restent ordinairement humides, se pourissent, et contractent toutes les dégradations qui peuvent rendre leur usage nuisible aux animaux.

Les croisées percées dans les murailles des habitations ont pour objet de permettre le renouvellement et la libre circulation de l'air. Durant les saisons chaudes, on peut les laisser presque constamment ouvertes; en hiver, au contraire, on ne les ouvrira qu'à certaines heures de la journée, et s'il faisait très-froid, ou que le vent fût violent d'un côté, on se bornerait à n'en ouvrir que quelques-unes ou que celles du côté opposé à celui d'où vient le vent.

Les étables et les bergeries manquent généralement de mangeoires; les vaches reçoivent leurs fourrages à terre et les bêtes à laine dans des râteliers; lorsqu'on leur donne des fourrages graineux, il en résulte, dans l'un et l'autre cas, la perte d'une partie des grains que contiennent ces derniers; ces grains étant entraînés sous la litière, ces animaux ne peuvent les retrouver, ou lorsqu'ils y parviennent, ils ramassent en même temps des ordures qu'ils avalent, ce qui peut contribuer au dérangement de leur santé. Les porcs et les volailles, que dans ce cas on laisse courir dans les habitations pour y chercher le grain perdu dans le fumier, sont un

3

autre inconvénient ajouté au premier; leur présence dans ces lieux et les excrémens qu'ils y déposent, donnent une odeur désagréable qui ne peut que nuire à la santé des animaux que l'on y loge. Il est donc préférable, si l'on veut éviter la perte des grains, et pour le maintien de la santé des animaux, d'établir des mangeoires dans les étables et dans les bergeries.

Les mangeoires varient de dimension suivant l'espèce d'animal; ainsi celles des écuries doivent être plus élevées, mais moins larges que celles des étables. On pratique ordinairement dans leur bord de devant des trous destinés à passer les longes qui servent à fixer les animaux; il est plus convenable d'y mettre des anneaux de fer, dont le nombre doit être de deux pour chaque animal. Les anneaux sont préférables aux trous, en ce que les longes, qui doivent encore porter à leur extrémité un billot de bois, y glissent mieux, et que par conséquent les animaux sont moins susceptibles de s'y prendre les pieds, ce qui, dans quelques cas, a été la cause d'accidens graves.

Le fond des mangeoires des écuries et des étables doit être garni avec des carreaux de pierre ou de terre cuite; il est alors beaucoup plus facile de les tenir en état de propreté.

Les mangeoires des bergeries sont séparées des râteliers ou font corps avec ces derniers; cette réunion ne présente que de l'économie. La position de ces objets, pour être toujours à la portée des bêtes à laine, est susceptible de varier suivant que les bergeries, dans lesquelles on laisse séjourner les fumiers, sont récemment vidées ou plus ou moins pleines. Il convient, pour les placer avantageusement, qu'ils puissent être élevés ou abaissés à volonté; pour cette effet on fixe perpendiculairement dans les murailles, d'espace en espace, un poteau percé selon sa longueur d'une longue mortaise traversée par des trous; des tenons fixés aux mangeoires et aux râteliers, et percés aussi de trous dans la portion qui doit glisser dans la mortaise, y sont retenus par des chevilles que l'on passe dans les trous qui traversent les mortaises et les tenons; on a ainsi la facilité de les élever et de les abaisser selon le besoin.

Les râteliers des écuries, et dans beaucoup de cas ceux des bergeries, ont l'inconvénient d'être trop inclinés; les feuilles et les graines des fourrages tombent alors sur la crinière des chevaux ou sur la toison des bêtes à laine, ce qui n'est pas sans inconvénient; ces corps étrangers parvenant quelquefois jusqu'à la peau, y occasionnent une démangeaison plus ou moins forte, qui excite les animaux à se frotter, entraîne chez les bêtes à laine la perte d'une partie de la toison; que dans tous les cas ces feuilles et ces graines salissent et détériorent; les chevaux se frottent quelquefois avec une telle violence, qu'ils s'arrachent la peau. On doit donc tenir les râteliers le moins inclinés qu'il est possible, et à l'égard de ceux des écuries, on pourrait, si l'on construisait à neuf, les placer presque droit, en laissant un retrait dans la muraille, à partir du point qui correspond à leur partie inférieure.

A chaque extrémité des écuries et des étables, dont la capacité doit contenir de huit à douze bêtes, et à l'une de ces extrémités pour celles d'une capacité moindre, il convient de former des loges; pour cela on établira à six pieds de leur mur, et parallèlement à sa longueur, une cloison haute seulement de quatre pieds. A l'extrémité de ces loges répondant à la muraille opposée à celle qui porte la mangeoire, on pourrait établir un lit pour les domestiques; et près de ce lit, ou au point qui devrait lui correspondre, on pratiquera dans la cloison indiquée une porte qui devra avoir au moins trois pieds de largeur.

Ces loges sont très-utiles et même indispensables dans les habitations rurales; elles servent à loger les femelles sur le point de pouliner ou de vêler, et cela d'autant plus avantageusement pour les jumens, que la proximité d'un lit permet de faire usage du cordeau (1); celles qui ont mis bas y peuvent jouir de la tranquillité qui leur est nécessaire; leurs petits n'y sont pas exposés à recevoir des coups des autres femelles; elles conviennent très-bien aussi pour séparer les poulains et les veaux d'avec leurs mères, particulièrement lors du sevrage des premiers; et, hors tous ces cas, pour y placer les animaux dont l'appétit est faible, ceux qui ont de la difficulté pour mâcher les alimens, circonstance fréquente pendant l'âge de la dentition, et enfin ceux dont la santé est légèrement dérangée.

Quoique plusieurs des dispositions qui viennent d'être indiquées pour la construction des habitations des animaux ne puissent recevoir leur application que dans le cas où l'on en ferait de nouvelles, on doit s'attacher, ce qui est généralement facile, à donner aux anciennes celles de ces dispositions qui leur sont le plus nécessaires pour les rendre favorables au maintien de la santé, telles que la régularité de

---

(1) On entend par ce mot, employé dans le Boulonnais, une corde fixée autour du corps de la jument, proche du terme du part; laquelle corde passe par une poulie placée au plancher et est tenue par un homme couché dans le lit le plus à portée. Par ce moyen, ce dernier est averti des mouvemens auxquels la jument se livrerait, dans le cas où elle viendrait à pouliner durant la nuit.

leur sol et son élévation lorsqu'il est plus bas que celui du dehors; la formation de grandes ouvertures à leurs murailles pour permettre le renouvellement de l'air et sa libre circulation dans leur intérieur; la construction des planchers en argile sur celles qui en sont dépourvues; l'établissement de fossés le long des parois qui sont adossées à des pentes, etc.

Ce n'est qu'avec ces dispositions indispensables que l'on peut parvenir à rendre les habitations salubres; la construction vicieuse de la plupart de celles que l'on remarque jusqu'à présent étant, ainsi qu'on l'a vu plus haut, très-propre à faire naître la majeure partie des altérations dont l'air est susceptible, en même temps qu'elles font perdre aux animaux l'énergie de leurs organes, si nécessaire pour qu'ils puissent résister aux intempéries atmosphériques (mauvais temps), lorsque les circonstances qui se présentent journellement obligent de les y exposer.

Ceci se concevra facilement; les animaux placés dans ces habitations, dont souvent le sol est enfoncé, humide, dont les murs sont sans issues, où l'air est raréfié par la grande chaleur qui y règne, chargé d'humidité et d'émanations animales, et où ils ont très-souvent le corps couvert de sueur, éprouvent un affaiblissement marqué; leur peau est relâchée; si alors on les expose tout-à-coup à l'air, et que, comme on le fait très-communément dans les fermes, on les chasse dans les cours, où ils restent exposés en hiver à l'action d'un froid excessif, ils doivent recevoir une bien vive impression d'une transition aussi brusque du froid au chaud, particulièrement avec les dispositions qu'on leur a remarquées. Les inconvéniens qui en résultent dans ce cas sont souvent d'autant plus graves que dans le même temps ces animaux, nourris d'alimens secs et altérés par la chaleur de leurs habitations, vont étancher leur soif aux mares (flots) que l'on trouve dans les cours, et qui pour la plupart sont alimentées par les pluies ou par les eaux des neiges fondues. Plusieurs maladies, telles que des coliques, des avortemens, des inflammations de divers organes, et particulièrement de ceux de la poitrine, en sont la suite.

Ainsi donc, si les habitations sont d'une utilité incontestable, il faut, on ne peut trop le répéter, que leur construction soit telle, que la différence entre leur température (chaleur) et celle du dehors soit peu prononcée, que l'air puisse facilement y circuler et s'y renouveler, qu'elles ne soient qu'un moyen de modifier l'action des agens extérieurs, et non celui de produire un effet diamétralement opposé; qu'enfin en soustrayant les animaux à l'action de ces agens, elles ne leur fassent pas perdre la faculté d'y résister, mais permettent au contraire l'entretien et même l'augmentation de cette faculté.

Il suffit, pour se convaincre de cette utilité, de comparer les animaux élevés presque constamment à l'air avec ceux retenus très-long-temps dans les habitations actuelles; les premiers ont une force et une énergie que l'on ne remarque que très-rarement chez les derniers. On ne doit cependant pas conclure de ceci qu'il soit convenable de laisser ces animaux constamment exposés à l'air libre; il faut leur donner un abri contre les mauvais temps, mais que cet abri soit disposé de manière à ne les soustraire qu'à ce qu'ils peuvent avoir de nuisible. Ainsi, préserver les animaux de la neige, des grands vents et du trop grand froid, sont les seuls objets que l'on devrait avoir en vue dans la construction de leurs logemens.

Il ne suffit pas d'avoir donné aux habitations toutes les conditions favorables pour renouveler l'air, pour empêcher une trop grande disproportion entre leur température intérieure et celle du dehors, pour rendre facile l'évacuation des substances que l'air peut tenir en suspension; il faut encore prévenir le développement de ces dernières, leur impression sur l'économie animale, quelque peu durable qu'elle soit, étant presque toujours nuisible. Il faut par conséquent les tenir dans le plus grand état de propreté possible; en retirer les fumiers au moins une fois par jour, balayer exactement leur sol, laver de temps à autre les mangeoires et les râteliers, enlever à chaque repas que font les animaux les ordures qui pourraient y être déposées, et enfin ne permettre l'entrée de ces lieux qu'à ceux qui les habitent ordinairement, avoir soin par conséquent de l'interdire aux porcs et aux volailles, que trop souvent on y voit séjourner.

CHAPITRE III.

De la Nourriture et de l'Allaitement.

§. 1. Nourriture.

Les alimens employés pour nourrir les animaux sont presque tous solides; l'eau est, on peut dire, le seul aliment liquide dont ils fassent usage.

Parmi les alimens solides, les plus usités sont les foins, es pailles, les fourrages graineux, les grains nus, les résidus de divers grains, les racines, et enfin les tiges et les feuilles d'un grand nombre d'autres végétaux.

Des Foins.

Ils se divisent en ceux de prairies naturelles et en ceux de prairies artificielles; les premiers, les plus généralement répandus, sont distingués en trois espèces ou qualités. La situation et la nature du sol sur lequel ils ont été récoltés, et les espèces de végétaux qui entrent dans leur composition établissent les caractères propres à chacune de ces espèces; ainsi celui qui a été recueilli sur un terrain élevé, où l'eau ne séjourne pas, ou bien où elle ne séjourne que par la volonté du cultivateur, dont les végétaux sont fins, longs et noués, et qui après avoir subi la fenaison exhale une odeur agréable, est de première qualité : c'est aussi le plus convenable pour nourrir les animaux.

Celui qui provient de prairies sur lesquelles l'eau séjourne durant un temps plus ou moins long, dont les herbes ont la tige grosse, et dont l'odeur, après la fenaison, est peu prononcée, est de deuxième qualité; il convient moins que le précédent pour nourrir les animaux.

Enfin le foin récolté sur des terrains humides, tourbeux ou marécageux, dont la majeure partie des plantes sont applaties, triangulaires ou parfaitement cylindriques, et dont l'odeur est aigre, est de troisième ou de dernière qualité; il ne fournit qu'un mauvais aliment, rarement profitable aux animaux qui en font usage.

Les caractères assignés à ces trois espèces ou qualités de foin ne sont pas toujours aussi tranchés qu'on vient de le voir. Les innombrables variétés de la nature du sol et de sa situation font naître entr'eux une multitude d'intermédiaires.

Les foins des prairies artificielles sont aussi de plusieurs espèces; mais leur distinction s'établit uniquement sur l'espèce de végétal dont ils sont spécialement formés. On en cultive communément de quatre espèces qu'en raison de leur qualité nutritive on peut ranger dans l'ordre suivant: le sainfoin, la luzerne, la minette et le trèfle. Tous ces foins, lorsqu'ils sont bien récoltés, sont de très-bons alimens, cependant leur qualité diminue ordinairement à mesure que le végétal qui en forme la base vieillit, parce que celui-ci, perdant de sa vigueur, finit par laisser sur le terrain des espaces qu'il ne recouvre plus, et sur lesquels poussent diverses espèces de végétaux naturels au sol, dont la qualité est toujours inférieure à celle de la plante mère.

Les prairies naturelles et les prairies artificielles sont susceptibles de fournir plusieurs coupes chaque année; les foins provenant de ces diverses coupes ne réunissent pas au même degré la qualité nourrissante. Ceux de la première coupe de l'année sont toujours préférables à ceux des coupes suivantes. Cette différence est surtout très-prononcée à l'égard des foins de prairies naturelles ; aussi les regains de ces dernières sont-ils presque toujours consommés sur pied par les animaux que l'on veut promptement amener en embonpoint, ce qui cependant n'établit pas que ce pâturage soit plus favorable pour nourrir les animaux que les pâturages ordinaires, car il est bon d'observer ici que ce n'est que par l'abondance de l'herbe que les animaux peuvent y prendre, et non à sa qualité, qu'ils doivent cet état.

La qualité des foins de prairies naturelles et de prairies artificielles est encore susceptible de varier par les avaries et les altérations qu'ils peuvent éprouver avant, pendant et après leur récolte.

Avant leur récolte, les prairies naturelles, souvent placées dans les vallées, étant susceptibles d'être submergées par le débordement des rivières, les végétaux qui y croissent se recouvrent de la vase qu'elles charrient, qui, en se séchant, laisse à leur surface une couche de poussière dont l'opération du fenage les débarrasse rarement.

Pendant leur récolte, les pluies qui tombent quelquefois en abondance enlèvent une partie de leur suc, et diminuent par conséquent leur qualité nourrissante.

Après leur récolte, lorsqu'ils ont été rentrés imparfaitement secs, ce qui arrive fréquemment dans le cas précédent, ils se couvrent de moisissure, se pourissent, et par suite deviennent poudreux, ou contractent une odeur désagréable. Toutes ces altérations rendent ces fourrages plus ou moins impropres à la nourriture des animaux, et leur usage peut faire naître des maladies plus ou moins graves.

Lorsqu'au contraire les foins ont été récoltés sains et bien conservés, ils fournissent généralement une excellente nourriture, ils donnent à l'estomac ou aux estomacs des herbivores le développement nécessaire à leur action, ils favorisent ainsi la digestion des autres alimens, en même temps qu'ils sont eux-mêmes digérés.

Les produits des prairies naturelles et ceux des prairies artificielles sont quelquefois consommés étant verts, et distribués à l'écurie (les chevaux sont ordinairement les seuls animaux auxquels on donne ainsi ces produits); rarement l'on emploie de cette manière l'herbe des prairies naturelles; celle des prairies artificielles convient infiniment mieux pour cet usage, et parmi ces derniers, le trèfle est le plus généralement employé, étant aussi celui que l'on cultive le plus communément, Après lui viennent la minette, la luzerne et le sainfoin; mais la culture fort restreinte des deux derniers rend leur usage très-borné; il serait cependant à désirer qu'elle fût plus générale, celle du sainfoin particulièrement. Cette plante prospérant très-bien dans les terrains médiocres, et fournissant un aliment très-substantiels, serait d'un usage avantageux comme premier fourrage vert : on peut se faire une idée des résultats satisfaisans qu'on en obtiendrait par ceux qu'elle produit dans le petit nombre de localités où elle est cultivée.

C'est ordinairement la première pousse de l'année que l'on donne ainsi en vert à l'écurie, les regains étant de beaucoup inférieurs pour cet usage.

Des Pailles.

Celles du blé, de l'orge et de l'avoine, sont les plus communément et presque les seules employées à la nourriture des animaux; celle du blé est ordinairement consommée par les chevaux et par les bêtes à laine, tandis que celles de l'orge et de l'avoine sont réservées pour les bêtes à cornes.

La nature des terrains sur lesquels ont été récoltés les grains que portaient les pailles donne à ces dernières différens caractères qui les rendent plus ou moins agréables aux animaux; ainsi ils recherchent peu celles qui sont grosses ou qui ont été versées avant leur récolte, tandis qu'ils les mangent avec avidité lorsqu'elles sont fines, abondamment pourvues d'herbes bien séchées à leur base, qu'elles n'ont pas été battues à outrance, et qu'elles le sont depuis peu de temps; elles sont alors de très-bons alimens. Si, au contraire, elles ont été attaquées par la vermine, qu'elles soient vieilles battues, rouillées, ou altérées de tout autre manière par les intempéries atmosphériques qui ont quelquefois lieu pendant leur récolte, elles ne fournissent qu'une mauvaise nourriture, et leur usage peut devenir préjudiciable à la santé des animaux.

Quelques personnes donnent à leurs bestiaux la paille étant hachée; mais cette méthode est restreinte à quelques localités; son usage, à la vérité, lorsqu'on la donne en trop grande quantité, n'est pas toujours favorable aux animaux, surtout à ceux de l'espèce du cheval, auquel l'estomac d'un grand nombre ne s'accommode pas; mais en leur en faisant user avec modération, on ne peut disconvenir de l'avantage que l'on en obtiendrait, particulièrement dans le cas de disette ou de mauvaise qualité des fourrages, la paille donnée de cette manière pouvant en partie remplacer le foin. Celle du blé, qui est presque la seule employée à cet usage, doit être fine, nouvellement battue, et être mélangée avec un tiers de son poids de foin de prairies naturelles ou mieux encore de prairies artificielles.

Les glumes et les balles du blé et de l'avoine, connues sous le nom de petites pailles, de paillettes, servent, dans beaucoup d'endroits, à nourrir les bêtes à cornes et quelquefois les chevaux. Chez les derniers elles causent souvent des accidens graves, en ce que n'ayant pas besoin d'être mâchées, elles ne sont pas suffisamment imprégnées par la salive, et sont avalées par pelottes dont la surface est seule imbibée; elles sont par conséquent difficilement attaquables par l'estomac, et deviennent ainsi très-souvent la cause d'indigestions presque toujours mortelles; il faut, lorsque l'on donne des petites pailles aux chevaux, les humecter d'un peu d'eau, ne leur en donner que très-peu à-la-fois, et les étendre en une couche très-mince dans les mangeoires. Les petites pailles, indépendamment des altérations qui leur sont communes avec les grandes pailles, sont encore susceptibles de contenir beaucoup de poussière, dont il est très-important de les débarrasser avant de les donner aux animaux.

Des Fourrages graineux.

Waras. — On peut comprendre sous ce nom les *Fèves* (féverolles), *les Pois*, *les Tramois*, *les Bisailles*, *les Gaudrioles*, *les Lentilles*, *les Dravies d'hiver ou Hivernage* et *les Dravies d'été*. Les six premiers sont constamment donnés étant secs, les deux derniers sont généralement consommés comme alimens verts. En général, tous ces fourrages portant beaucoup de grains, sont très-substantiels; ils conviennent très-bien pour nourrir les animaux qui sont soumis à des travaux pénibles, et amènent promptement l'embonpoint; mais ils ont l'inconvénient d'occasionner souvent la pléthore, d'exiger une grande action des organes digestifs, et d'être, comme on le dit vulgairement, très-échauffans. On ne doit les donner aux animaux qu'avec beaucoup de modération, particulièrement lorsqu'ils n'ont pas l'habitude d'en faire usage, une faible quantité suffisant dans ce cas, surtout lorsqu'il fait chaud et qu'ils sont soumis à des travaux un peu actifs, pour leur occasionner le pissement de sang (hématurie), accident à la vérité souvent peu dangereux, qui cède ordinairement à la suppression de l'usage de ces alimens, mais qui quelquefois peut avoir des conséquences beaucoup plus graves.

L'hivernage et la dravie d'été sont excellens comme fourrages verts, lorsqu'ils ont atteint un degré de maturité convenable; ils ne présentent même pas dans cet état les inconvéniens qui viennent d'être signalés lorsqu'on les donne secs; mais en vieillissant ils ont celui de pourir à leurs pieds et de perdre alors beaucoup de leur qualité; c'est surtout pour la dravie d'été que cet inconvénient est grave, son usage s'étendant assez ordinairement très-avant dans le mois de septembre, durant lequel les pluies, qui tombent quelquefois avec force, entretenant l'humidité de cet aliment, ajoutent encore aux mauvais effets qui résultent de la détérioration de la base de ses tiges. Le dépérissement dans lequel tombent les chevaux à cette époque de l'année a souvent pour cause principale l'usage trop prolongé de cet aliment ainsi altéré. Il est donc préférable, lorsque l'on a de la dravie d'été en grande quantité, de ne la faire consommer en vert, qu'autant qu'elle se conserve intacte à son pied et que le temps est propice, et de moissonner le reste pour être séché et employé plus tard dans ce dernier état.

Les waras, de même que les dravies récoltées sèches, sont susceptibles d'éprouver plusieurs autres altérations, presque toujours occasionnées par les mauvais temps qui souvent accompagnent leur récolte, généralement très-tardive, et pendant laquelle la pluie tombe quelquefois avec abondance; leur dessication, déjà difficile par elle-même à cause du volume de leurs tiges, est alors souvent imparfaite, et fréquemment on est obligé de les serrer étant encore humides; ils ne tardent pas dans ce cas à se couvrir de moisissure, qui plus tard, en se desséchant, laisse à l'extérieur et à l'intérieur de ces mêmes tiges une couche poudreuse, fine, très-adhérente, et presque imperceptible; de plus, les waras de fins grains sont encore exposés à être emmiellés (1) avant leur récolte.

Ces diverses altérations détériorent considérablement ces fourrages, diminuent leur qualité nutritive, et rendent fréquemment leur usage pernicieux pour les animaux.

Blé. — On le donne souvent aux chevaux, étant encore en gerbe, au commencement de l'automne, dans l'intention de combattre par son usage les effets nuisibles de l'humidité de cette saison; c'est un aliment trop substantiel, très-échauffant, dont l'usage est souvent dangereux pour ces ani-

(1) On appelle *emmiellage* la production, à la surface des tiges de ces fourrages, d'une substance rouge-brune qui s'élève dans l'air lorsqu'on la moissonne par un temps sec, mais qui, au contraire, adhère fortement à leur surface lorsque cette opération se fait par un temps humide.

maux, d'autant plus que celui que l'on emploie à leur nourriture est ordinairement celui qui a le moins de qualité ou qui a été altéré pendant sa récolte; les bêtes à laine, qui sont avec les chevaux les seuls animaux auxquels on le donne ordinairement, ne le reçoivent généralement qu'après qu'on en a retiré une partie du grain par le battage.

Le Baillarge ou *Baillard*, aussi donné en gerbe, remplace dans quelques localités le blé à l'époque qui a été indiqué; il est susceptible de produire les mêmes inconvéniens que ce dernier.

La fluxion périodique (lunatique) des yeux, très-fréquente chez les chevaux dans les endroits où on leur fait faire une grande consommation de ces deux derniers alimens, n'a souvent pas d'autre cause que leur usage.

L'avoine est aussi quelquefois, mais très-rarement, donnée en gerbe; elle fournit un bon aliment, et ne présente d'autre inconvénient que celui d'être employée un peu trop tôt.

Le Seigle est aussi donné aux chevaux étant encore en gerbe; mais ce n'est que dans un très-petit nombre de cas. Son usage n'expose ordinairement à aucun danger, pourvu qu'il soit bon, bien récolté, et employé avec modération; cependant il a un inconvénient qui lui est commun avec le baillarge aussi donné en gerbe, c'est que les barbes dont sont surmontés leurs grains, souvent très-dures, piquent l'intérieur de la bouche et s'implantent même dans les tissus, ce qui gêne tellement la mastication, que les animaux refusent toute espèce d'aliment. Il suffit, pour faire cesser cet accident, de leur interdire l'usage de ces fourrages; et dans le cas où quelques-unes de ces barbes resteraient implantées dans la bouche, il faudrait se hâter de les extraire.

Les foins, les waras, et généralement tous les fourrages qui viennent d'être examinés, ont besoin, pour que les animaux puissent en faire usage sans inconvénient, d'être séparés depuis un certain laps de temps du sol sur lequel ils ont été récoltés, ou, comme on le dit vulgairement, d'avoir jeté leur feu. La durée de ce temps doit être au moins de deux à trois mois; mais il est très-rare que l'on attende aussi long-temps; le blé et le baillarge, l'hivernage, les gaudrioles et les lentilles, que l'on donne quelquefois en remplacement des premiers au commencement de l'automne, sont à peine rentrés depuis quelques jours lorsqu'on commence à en donner aux animaux; aussi une partie des nombreuses maladies qui les affectent à cette époque de l'année doivent-elles être attribuées à l'usage prématuré des fourrages nouveaux : des indigestions, des avortemens, la fluxion lunatique des yeux, diverses autres inflammations, etc., en sont fréquemment les suites.

Des Grains nus.

L'avoine, le plus communément, est donnée aux animaux séparée de sa tige; les chevaux sont, on peut le dire, les seuls qui en reçoivent de cette manière : c'est un bon aliment lorsqu'elle a été recueillie sur un bon terrein, et bien conservée; mais indépendamment des variations de sa qualité relativement au sol qui l'a produite, elle peut encore être altérée de diverses manières. Ainsi, en vieillissant, elle prend souvent une odeur désagréable qu'elle contracte aussi lorsqu'elle a été transportée par eau; mais celle de ses altérations qui est le plus nuisible, c'est son humidité, ou, ce qui est encore pis, la germination que très-souvent on lui laisse éprouver pendant sa récolte. Les chevaux, dans le premier cas, ne mangent ce grain qu'à la rigueur; et dans le dernier, l'usage qu'ils en font peut leur occasionner des maladies graves.

Les féverolles, le seigle et l'orge sont aussi quelquefois donnés étant séparés de leur tige ; ces grains sont susceptibles d'éprouver les mêmes altérations que l'avoine, mais plus rarement et d'une manière moins marquée; ils demandent à être employés avec circonspection et toujours en petite quantité, parce qu'étant très-substantiels, ils sont aussi, comme on le dit, très-échauffans. Dans quelques endroits on donne aux chevaux, en automne, l'orge cuite dans l'eau. Parmi les personnes qui l'emploient de cette manière, les unes prétendent, et c'est le plus grand nombre, qu'elle produit un effet très-avantageux pour le maintien de la santé de ces animaux, tandis que d'autres disent le contraire.

Le plus ordinairement c'est à l'état de farine que l'orge est employée à la nourriture des animaux; délayée dans une grande quantité d'eau, elle fournit ainsi un excellent aliment et convient parfaitement aux jumens nourrices, chez lesquelles elle augmente la sécrétion du lait; elle est aussi très-propre pour rétablir les animaux épuisés par des travaux pénibles ou par une mauvaise nourriture; mais son usage ne doit être que temporaire.

De même que les fourrages, les grains séparés de leur tige ont besoin, pour que leur usage soit salutaire, d'être restés un certain temps après leur récolte, sous les bâtimens ou autres lieux où l'on a l'habitude de les placer. Ce laps de temps doit être au moins de deux mois; si on les donnait avant cette époque, ils présenteraient les mêmes inconvéniens que ceux résultant de l'usage prématuré des fourrages nouveaux.

Des Résidus.

Le plus communément employé est le son, qui, comme on le sait, se compose de la pellicule du blé et d'une partie de farine grossière dont on le prive très-souvent.

Dans le plus grand nombre des cas, le son n'est donné aux animaux qu'à des intervalles éloignés et dans l'intention de varier la nourriture ordinaire ; quant à l'opinion assez généralement admise qu'il a la propriété de rafraîchir les animaux échauffés par l'usage du grain, c'est une erreur, car, lorsqu'il est bon, c'est-à-dire lorsqu'il contient de la farine, il est très-nourrissant, et ne jouit pas plus de la faculté de rafraîchir que les grains auxquels on veut l'opposer. Lorsqu'au contraire il ne contient pas de farine, qu'il est sec, il ne nourrit pas, et est alors plus nuisible à la santé que capable de la maintenir. On ne doit en faire usage que de temps en temps, et ne le donner aux chevaux qu'à leur repas du soir, lorsqu'ils ont le temps de se reposer, et que la digestion peut s'exécuter avec facilité.

Le son est plus généralement employé pour blanchir l'eau dont on abreuve les animaux : on ne saurait trop fréquemment l'utiliser à cet effet.

En vieillissant, il perd beaucoup de sa qualité ; il est même susceptible de contracter des altérations qui rendent son usage plus ou moins malfaisant ; il est donc urgent de l'employer étant frais, c'est-à-dire nouvellement moulu. On doit aussi l'humecter légèrement : cette précaution est nécessaire pour en faciliter la digestion.

Les drèches, qui sont les résidus de l'orge employée à la fabrication de la bière et ceux du seigle employé à faire le genièvre, servent souvent à nourrir les bêtes à cornes. Les drèches de bière sont les meilleures pour cet usage; celles du genièvre contenant une certaine quantité d'alcohol, donnent à la chair des animaux une saveur peu agréable; elles ne sont pas d'ailleurs sans inconvénient pour ceux que l'on en nourrit exclusivement sans les y avoir habitués d'une manière graduée : celles de bière, au contraire, sont une excellente nourriture.

Des Racines.

Encore très-peu employées à la nourriture des animaux, elles ne servent guère qu'à celle des bêtes à cornes, et encore n'est-ce que rarement qu'on leur en donne; on devrait, et ce serait avec de grands avantages, rendre leur usage plus général, l'étendre à la nourriture des bêtes à laine et même à celle des chevaux.

Les pommes de terre, *les carottes*, *les turneps* et *les betteraves champêtres* sont les racines employées à la nourriture des bestiaux. Les pommes de terre, lorsqu'elles ont été récoltées sur un terrein exempt d'humidité et qu'elles ont été bien conservées, fournissent un aliment assez nourrissant; on les donne crues ou bien dans de l'eau chaude et mélangées avec d'autres substances, telles que des feuilles de choux, du son, etc.; ce mélange, que l'on désigne sous le nom de *chaud* (caud), est très-bon pour la nourriture des vaches laitières.

Les carottes et les turneps sont aussi d'excellens alimens; mais celle de toutes ces racines qui est le moins employée, celle qui mériterait de l'être le plus, c'est la betterave champêtre; son usage produit les résultats les plus satisfaisans : le lait et le beurre des vaches que l'on en nourrit sont excellens;

elle convient aussi très-bien pour l'engraissement des animaux.

Les racines auraient encore le précieux avantage, si les cultivateurs prenaient la sage résolution de les employer à fournir une partie de la nourriture de leurs animaux, de modifier les effets très-souvent défavorables de l'usage exclusif des alimens secs qu'on leur donne en hiver; la digestion de ces derniers, très-difficile surtout pour les animaux qui sont habitués à vivre une partie de l'année avec des alimens verts ou sur des pâturages, serait singulièrement favorisée par l'usage des racines, en raison de l'abondance des sucs qu'elles contiennent; les animaux en éprouveraient un bien-être très-marqué, et on leur éviterait bien des indispositions et même des maladies.

Toutes les racines ont besoin, pour fournir une nourriture convenable, d'être recueillies saines et d'être préservées de la gelée, qui en altère la nature et les rend impropres à devenir alimens. Pour être distribuées aux animaux, elles doivent être coupées par petits morceaux, la voracité avec laquelle ils mangent les exposant à s'engouer.

Les feuilles de choux, de carottes, de navets et de betteraves, plusieurs chardons, les sanves, le souci des marais, les sarclures des jardins et des champs, et enfin les végétaux recueillis dans les bois, servent aussi à la nourriture des bêtes à cornes; les premières de ces substances n'entrent ordinairement que pour une faible portion dans leur nourriture et ne leur sont données que momentanément; il n'en est pas de même des dernières, les personnes pauvres étant presque les seules qui les emploient: leurs bestiaux ne reçoivent souvent pas d'autre aliment; leur usage n'est pas sans inconvénient, celui des sarclures et des plantes des bois surtout, ce mélange de végétaux de diverses natures en contenant souvent de nuisibles, que les animaux pressés par la faim ne peuvent rejeter; aussi n'est-il pas rare de les voir affectés d'indigestions très-rebelles ou d'inflammations des organes digestifs presque toujours mortelles.

Des Paturages.

Ils sont ordinairement formés de végétaux qui s'y développent naturellement ; cependant, ainsi qu'on l'a vu, on fait aussi quelquefois servir à cet usage les prairies artificielles.

On peut reconnaître trois espèces de pâturages naturels, ceux qui sont secs, ceux qui sont gras, et ceux qui sont marécageux. Leurs distinctions s'établissent sur les mêmes données que celles qui ont servi à établir les caractères propres aux trois espèces de foins de prairies naturelles.

Les premiers, situés sur des montagnes plus ou moins élevées, ne fournissent qu'une herbe courte, mais très-bonne pour toutes les espèces d'animaux; cependant les bêtes à cornes et les chevaux y trouvent rarement une nourriture suffisante; les bêtes à laine, au contraire, y vivent ordinairement bien, et s'y trouvent dans les circonstances les plus favorables au maintien de leur santé.

Les pâturages gras, quelquefois placés sur la pente des montagnes d'où l'eau surgit abondamment, mais plus ordinairement dans les vallées, sont chargés d'herbes plus fortes, plus abondantes, mais moins aromatiques que dans les précédens. La nature du sol, sa position, et les soins de culture que l'on donne à ces sortes de pâturages, en établissent d'innombrables variétés. On les destine spécialement à la nourriture des animaux de grande espèce.

Les pâturages marécageux sont les plus inférieurs en qualité; l'eau qui stagne dessus durant la majeure partie de l'année, n'y permet que la végétation de mauvaises herbes, et la putréfaction de quelques-unes de celles-ci après que l'eau s'est retirée, infectant l'air, ne permet pas d'y faire séjourner les animaux sans inconvénient. En général, ces pâturages, lors même que leur dessèchement n'est pas suivi de la putréfaction d'une partie des plantes qui les recouvrent, sont d'un usage presque toujours préjudiciable aux animaux, particulièrement lorsqu'on les y retient dans le mauvais temps ou très-tard en saison.

Il est un autre pâturage naturel, celui des bois, qui souvent participe à-la-fois aux dispositions assignées aux trois espèces qui précèdent, en raison des sites nombreux qu'offrent les localités; de plus, l'ombrage constant qui règne dans quelques-uns de leurs points permet encore le développement d'une multitude de plantes particulières dont un grand nombre sont nuisibles; néanmoins ce pâturage, sur lequel on ne place que des bêtes à cornes, est ordinairement bon, l'espace considérable que ces animaux ont à parcourir leur permettant de choisir les plantes qui leur conviennent le mieux.

Les pâturages formés de prairies artificielles n'offrent de variations que par rapport à l'espèce de végétal qui en forme la base essentielle; les minettes sont le plus communément employées à cet usage, on fait aussi quelquefois pâturer les regains du trèfle, de la luzerne et du sainfoin. Ces pâturages abondant généralement en herbes très-substantielles, les animaux ne doivent y être conduits que lorsque la rosée dont ils sont recouverts durant la nuit est évaporée, et encore est-il souvent prudent de ne les y laisser séjourner que très-peu de temps; les indigestions que l'on remarque fréquemment chez les chevaux que l'on met pâturer sur les minettes, où on leur laisse généralement passer la nuit, ne reconnaissent pas d'autre cause que ce séjour, durant lequel ils prennent une grande quantité d'herbe humide, dont la fermentation très-prompte interrompt la digestion. La mort est très-souvent la terminaison de ces maladies. Il importe donc bien aux cultivateurs de les éviter.

Effets généraux des Alimens.

Les alimens, quels que soient leur nature, leur espèce, et l'état dans lequel on les donne, ont pour premiers effets d'apaiser la faim. Après avoir satisfait à ce premier besoin, c'est-à-dire après leur injestion dans l'estomac, la digestion détermine une concentration des forces vers l'estomac, qui est l'organe qui doit commencer cette importante fonction; les animaux sont alors dans un état d'assoupissement plus ou moins prononcé, suivant que la digestion est facile ou difficile, et le travail, pour peu qu'il soit fort et précipité, leur devient très-pénible. Il importe donc, lorsque l'on est dans l'obligation de sortir les animaux immédiatement après leur repas, de ne les exercer d'abord que très-doucement, car, quoiqu'il soit bien évident qu'un léger exercice facilite la digestion, un travail fort ou un exercice précipité, exécuté aussitôt après le repas, peut l'empêcher ou la rendre imparfaite, et ce sont des accidens que l'on ne remarque que trop souvent.

Lorsque l'on a donné à la digestion le temps de s'effectuer, qu'elle n'a pas été troublée, une nouvelle vigueur succède à l'assoupissement dans lequel se trouvaient les animaux; tous leurs organes semblent avoir repris un surcroît d'énergie; ils sont alors dans les conditions les plus favorables pour exécuter les travaux auxquels on peut les soumettre.

A ces premiers effets de l'alimentation en succèdent d'autres qui ne sont pas aussi faciles à apercevoir, en ce que se passant dans les parties les plus tenues de l'économie, les phénomènes qui en dérivent sont moins prononcés, et ce n'est qu'après un temps plus ou moins prolongé que l'on en reconnaît l'existence. Cette circonstance est très-importante à considérer, car il n'arrive que trop fréquemment, lorsque l'on met en usage un régime quelconque dans l'intention de rétablir la santé dérangée, que ne voyant pas suivre de près les résultats que l'on s'était promis, on suspend prématurément le régime adopté, et on annulle par-là les bons effets qui auraient pu suivre son usage plus prolongé. On peut le dire, cette manière de vouloir obtenir des moyens de l'hygiène des effets trop précipités, est souvent funeste aux propriétaires d'animaux.

La surabondance de certains alimens chez les animaux qui n'ont pas l'habitude d'en faire usage, rend souvent nuisible un régime dont les effets sont généralement satisfaisans. Cette circonstance, ordinairement peu appréciée, mériterait cependant d'être prise en considération, car souvent elle est cause des accidens que l'on remarque sur les chevaux d'un grand nombre de cultivateurs, qui pendant une partie de l'année ne reçoivent d'alimens que ce qui est strictement nécessaire à leur existence, et qui au moment des travaux reçoivent tout-à-coup une nourriture abondante formée d'alimens très-substantiels, et plus particulièrement encore sur ceux de ces animaux achetés dans des fermes pour être employés aux travaux pénibles et recevoir la nourriture abondante des postes, des messageries, du roulage, etc. Il faut, lorsque l'on veut changer la nourriture des animaux ou l'augmenter considérablement, ne pas brusquer ces passages d'un régime à un autre, mais, au contraire, les graduer de manière à ce que les organes des animaux s'y étant habitués insensiblement, ils ne puissent en recevoir d'atteinte nuisible. Ces transitions devront alors être d'autant plus prolongées qu'il y aura plus de disproportion entre la nourriture habituelle aux animaux et celle qu'ils devront recevoir. C'est par ces moyens que l'on peut éviter les fourbures et les inflammations générales, si fréquentes dans ces cas, et qui, ainsi qu'on vient de le voir, sont bien plus souvent le résultat de la surabondance du grain qu'on leur donne que celui des travaux auxquels on les soumet.

Les alimens altérés produisent presque constamment des effets nuisibles à la santé, mais d'une manière plus ou moins marquée, suivant que leurs altérations sont plus ou moins prononcées et que leur usage a été plus ou moins long-temps continué. Si dans un grand nombre de cas ces effets n'accompagnent pas immédiatement l'usage de ces alimens, ou ne le suivent pas de très-près, c'est parce que leur action s'exerçant d'abord sur les organes de la digestion, ceux-ci y résistent encore long-temps, et que ce n'est que lorsque les fonctions de ces derniers commencent à ne plus s'effectuer d'une manière convenable, que l'économie entière en est affectée, c'est alors aussi que de simples dérangemens deviennent des maladies.

On devra, lorsque les alimens auront subi quelques altérations, avant de les donner aux animaux, user de tous les moyens capables de modifier leur influence nuisible. Ainsi, lorsque les fourrages sont poudreux ou vasés, ce qui est très-fréquent, il importe de les secouer jusqu'à ce qu'ils soient totalement débarrassés de la poussière qu'ils recèlent; l'objection que l'on fait très-souvent lorsque l'on recommande cette opération, qu'il en résulte la perte des graines ou d'une partie des graines et des feuilles que portent ces fourrages, ce qui diminue considérablement leur qualité nutritive, ne doit pas être prise en considération; il est d'ailleurs facile d'obvier à cet inconvénient en plaçant à l'endroit où l'on doit secouer ces fourrages une toile sur laquelle on recueillerait leurs feuilles et leurs graines, que l'on donnerait ensuite aux animaux après les avoir débarrassées de la poussière qu'elles contiendraient, en les soumettant à l'action d'un crible.

Lorsque les fourrages sont couverts de moisissures, ou que les grains qu'ils portent, ou ces grains lorsqu'ils en sont séparés, ont subi un commencement de décomposition ou qu'ils sont germés, on les débarrassera autant que possible de ces moisissures, et on modifiera leur action éminemment nuisible dans ce cas, en les aspergeant avec une dissolution aqueuse de sel de cuisine (sel dissout dans l'eau); on peut même asperger ainsi les fourrages simplement poudreux ou vasés.

Lorsque tous les alimens n'ont pas subi d'altérations, et lorsque la quantité de ceux qui sont sains n'est pas assez considérable pour fournir à la nourriture des animaux pendant toute la durée de la saison, on doit alterner l'usage de ceux qui sont altérés avec les premiers. Lorsqu'au contraire ils seront en quantité suffisante, il sera toujours plus convenable de faire le sacrifice des derniers que de s'exposer à détruire la santé des animaux qui en feraient usage.

L'eau, ainsi qu'il a déjà été dit, est le seul aliment liquide des animaux. Les lieux d'où on la retire lui imprimant diverses qualités dont quelques-unes peuvent être nuisibles, il est utile de faire connaître les moyens propres à modifier leurs mauvais effets ou à les détruire. Ainsi, en été, l'eau prise très-près de sa source ou à sa source même, ou retirée des puits, est généralement très-froide; celle provenant des puits contient encore souvent des substances salines ou des oxides en dissolution; il en est même quelquefois ainsi pour celle prise à des sources. Il est convenable dans ce cas, pour diminuer sa crudité et augmenter sa température, de la tirer plusieurs heures d'avance dans des baquets ou autres réservoirs, d'y ajouter du son ou mieux encore de la farine d'orge, et de la battre durant quelques minutes avant de la laisser prendre aux animaux. Lorsqu'au contraire on leur fera faire usage de cette eau en hiver, on devra la leur donner immédiatement après qu'elle aura été tirée, ayant toujours soin d'y ajouter du son ou de la farine d'orge.

L'eau des mares alimentées par les pluies est généralement sans danger pour les animaux lorsqu'ils en usent en été; il n'en est pas toujours de même en hiver, époque à laquelle ces mares reçoivent l'eau des neiges fondues, qui, étant très-froide, a besoin, pour ne pas être nuisible, d'être soumise aux mêmes précautions que celle des sources et des puits en été. Les mares ont encore l'inconvénient d'être souvent bourbeuses et de contenir des matières végétales ou animales soit en dissolution, soit en suspension : c'est en été surtout qu'elles présentent ces inconvéniens; l'eau y étant souvent très-rare, se putréfie et peut alors devenir très-nuisible. On doit, dans ce cas, s'attacher à détruire tout ce qui peut y porter ces substances étrangères ou y entretenir leur développement ; ainsi, si, comme on le remarque fréquemment, ce sont les fumiers qui viennent s'y égoutter, on interrompra le cours de leurs égoûts de ce côté ; si ce sont des boues ou autres immondices qui s'y sont amassées, on les enlevera ; si ce sont des arbres qui par l'ombre qu'ils portent privent l'eau des rayons solaires, on devra les abattre, ou au moins les élaguer souvent.

Les rivières, lors des grandes avalaisons d'eau, de même que les ruisseaux qui sortent des dunes de sable que l'on trouve au voisinage de la mer, charrient souvent une grande quantité de terre ou de sable que leurs eaux tiennent en suspension ; les animaux que l'on y abreuve avalent une plus ou moins grande quantité de ces corps étrangers, dont l'accumulation dans les gros intestins obstrue ces organes, et donne naissance à des coliques presque toujours mortelles. Il est donc prudent de ne pas abreuver les animaux à ces courans durant les temps qu'ils charrient ces corps étrangers. Les altérations de l'eau des mares, et sa température très-basse, ne sont pas moins dangereuses pour les animaux que ces dernières : diverses maladies peuvent y avoir leur source, et il est indispensable, si l'on veut rendre leur usage le moins nuisible possible, d'user des moyens qui ont été indiqués.

Manière d'administrer les alimens.

Les chevaux sont ou nourris constamment avec des alimens secs, ou ils ne reçoivent d'alimens secs que durant une partie de l'automne et en hiver, et des alimens verts à l'écurie, ou bien sont placés sur des pâturages durant le reste de l'année.

Le vert que les animaux prennent dans les pâturages leur est très-favorable, et la nature annonce en eux le besoin de ce régime par le désir ardent qu'ils ont de pâturer; mais comme indépendamment de la nourriture qu'ils y trouvent, ceux d'entr'eux qui sont employés au travail reçoivent souvent encore des fourrages verts à l'écurie, les transitions brusques et sans égard qui ont lieu dans ce cas de la nourriture prise à l'écurie au travail et du travail aux pâturages, présentent les plus graves inconvéniens. Ainsi les animaux que l'on en retire le matin, sont conduits immédiatement à l'ouvrage, ou bien après qu'ils ont mangé quelques fourrages verts qu'on leur a donnés à l'écurie; ramenés à l'habitation au milieu du jour, ils sont très-affamés, se gorgent avec avidité des alimens de cette nature qui leur sont présentés, puis sont reconduits au travail très-peu de temps après. Le soir ils reviennent le corps couvert de sueur; à peine entrés à l'écurie, on leur ôte leurs harnais, on les envoie boire, puis on les renvoie dans les pâturages. Une telle pratique ne peut bien évidemment que leur être très-nuisible; aussi le régime vert, salutaire lorsqu'il est bien ordonné, devient-il souvent pour eux la cause prochaine ou éloignée des maladies qui les affligent. C'est surtout à la fin de l'été et au commencement de l'automne que se font sentir les mauvais effets qui résultent du concours de ces circonstances, les animaux employés aux travaux pénibles des semailles pendant les journées encore chaudes, étant exposés dans les pâturages durant les nuits alors très-longues, très-froides et souvent très-humides; aussi est-ce ordinairement à cette époque ou dans les mois qui suivent, que se montrent les maladies connues sous le nom d'étranguillons, les engorgemens des membres ou d'autres parties du corps, les avortemens, etc., maladies dont les causes les plus ordinaires sont des refroidissemens, mais que l'on attribue presque toujours à la contagion; l'indifférence que l'on apporte à en rechercher les causes et à les éviter étant portée à l'extrême, quelques-unes se remontrent annuellement dans plusieurs maisons.

On devra, après avoir pris toutes les précautions nécessaires pour recueillir les alimens verts le plus exempts d'humidité possible, les étaler de manière à ce qu'ils ne s'échauffent pas, et non les entasser ou les conserver en bottes, comme on le fait ordinairement; on ne les donnera aux animaux que par petites portions, et, lorsqu'ils seront soumis aux travaux champêtres, on devra leur donner le temps de les avoir en partie digérés avant de les conduire à l'ouvrage. Le soir, on n'enverra ces animaux aux pâturages que quelque temps après qu'ils seront rentrés, lorsque la sueur dont ils pourraient être couverts sera complètement séchée; on s'abstiendra de les passer à l'eau aussitôt en rentrant; on ne leur permettra de boire qu'en sortant pour se rendre dans les pâturages, ou bien au milieu de leur repas si on leur donne des alimens à l'écurie avant de les y envoyer. On devra enfin les faire coucher à l'écurie dès le moment que les nuits commenceront à devenir froides, particulièrement lorsque les pâturages sur lesquels ils sont placés seront humides, l'herbe qu'ils y prennent alors pouvant leur devenir très-nuisible.

Les jeunes animaux ne sont que rarement exposés à ces inconvéniens, étant totalement nourris de l'herbe des pâturages sur lesquels ils restent toute la saison, et où ils ne prennent que l'exercice qui leur est convenable; cependant il convient aussi de les faire rentrer durant les nuits de l'arrière-saison, les brouillards fréquens à cette époque et l'humidité assez ordinaire des pâturages, surtout lorsqu'ils sont situés sur des terrains bas ou dans des fonds, leur étant nuisible. On peut, dans ce cas, placer ces jeunes animaux dans une cour, et leur donner quelques fourrages dans une écurie qu'on laissera ouverte afin qu'ils puisssent s'y retirer si bon leur semble.

Les chevaux employés aux travaux du commerce et aux charrois ne reçoivent ordinairement pas d'alimens verts, ni ne sont pas placés sur les pâturages; ils vivent exclusivement d'alimens secs. Ce n'est pas cependant que la nourriture verte leur soit contraire, ils en éprouveraient le même bien que ceux employés à l'agriculture; mais leur absence fréquente du lieu qu'ils habitent, et la difficulté de leur procurer des alimens verts lorsqu'ils sont en route, ne permettent pas de les soumettre à ce régime, qui, interrompu à chaque instant, ne pourrait alors que leur être défavorable. Il est préférable, lorsque quelques-uns de ces animaux ont besoin de prendre le vert, de les placer dans des pâturages pour un temps proportionné à leur besoin, et de les remettre ensuite à leur nourriture habituelle.

Les chevaux, lorsqu'ils vivent à l'écurie, recevant leurs alimens en commun, plusieurs précautions sont à prendre; l'appétit et la vitesse avec lesquels ils les prennent exigent la plus grande attention, car, si parmi eux il s'en trouve un qui soit gourmand, celui-ci, mangeant vite, prendra dans un temps donné une quantité d'alimens plus forte que celle qu'auront prise ses voisins; il en sera de même lorsque l'un de ces animaux n'aura pas son appétit ordinaire; le surcroît de nourriture pris par l'animal gourmand ou par ceux dont l'appétit est bon, sera toujours une soustraction faite à la part des autres. Le peu de soin que l'on prend d'obvier à ces inconvéniens, plus fréquens qu'on ne le pense, la négligence que l'on apporte à s'en assurer, le soin que quelques domestiques mettent à les cacher lorsqu'ils s'en aperçoivent, un peu plus de peine de leur part étant le seul moyen à employer, sont souvent cause que, dans un même attelage, un ou plusieurs animaux sont gras, tandis qu'un ou plusieurs autres sont maigres ; souvent dans ce cas, au lieu d'améliorer le sort de l'animal ou des animaux malheureux, on les maltraite et on ne tarde pas à en faire des rosses dont on ne manque pas de conseiller la vente; quelquefois aussi ces inconvéniens mènent plus loin : les animaux ainsi privés d'une partie de leur ration, n'en étant pas moins obligés de faire autant de travail que les autres, leur santé s'en trouve altérée et des maladies peuvent en résulter.

Il arrive aussi fréquemment que les chevaux très-gourmands avalent l'avoine et les autres grains sans les mâcher, qu'ils ne les digèrent pas, qu'ils sont évacués dans les fientes et conséquemment perdus; mais, ce qui est plus grave, ce sont les indigestions qui peuvent en résulter. Il est donc très-important d'étendre l'avoine et les autres grains, en une couche très-mince, devant ces animaux.

Dans quelques cas, les chevaux, sans perdre l'appétit, éprouvent du dégoût pour certains alimens, et particulièrement pour l'avoine, ce qui se remarque ordinairement chez ceux que l'on soumet à des travaux pénibles auxquels ils ne sont pas habitués, ou bien encore chez les jeunes animaux lors de la sortie de leurs dents molaires (grosses dents). Comme ils n'éprouvent pas toujours ces effets à la même époque, que quelques-uns d'ailleurs en sont exempts, il en résulte, pour ceux qui les ressentent, les inconvéniens qui ont été signalés précédemment, et cet état, pouvant durer plusieurs jours, peut aussi produire le dérangement de leur santé. Il convient donc ici, de même que lorsque les animaux mangent lentement, de les séparer des autres et de leur donner leur ration en particulier; on devra même, lorsqu'ils mâcheront difficilement ou lorsqu'ils auront perdu l'appétit par suite de la fatigue qu'ils auront éprouvée, modifier leur régime ordinaire; ainsi, dans le premier cas, on les fera barbotter avec de la farine d'orge, et, dans le second, on leur supprimera durant quelques jours l'aliment qu'ils refusent.

Il est très-important aussi de ne pas donner les alimens grenus aux animaux aussitôt après qu'ils sont rentrés du travail, et de ne pas les conduire au travail aussitôt après qu'ils les auront mangés.

L'époque à laquelle on doit abreuver les animaux n'est pas indifférente; ainsi, on devra se garder de les laisser boire en rentrant à l'écurie s'ils ont chaud, cette circonstance donnant souvent lieu à des accidens graves, l'avortement pouvant en être la suite; on ne devra pas non plus attendre, pour les abreuver, le moment où l'on doit les reconduire au travail: il sera préférable de les faire boire au milieu de leur repas, lorsqu'ils auront mangé leur ration ou la moitié de leur ration d'avoine si on leur en donne. On doit aussi faire boire les animaux plusieurs fois dans la journée; en hiver une fois le matin et le soir suffit, mais en été on doit les abreuver au moins trois à quatre fois par jour; et s'ils étaient fort altérés, et que l'eau fût froide, on devrait les faire reprendre plusieurs fois pour étancher leur soif.

Il est certains animaux qui boivent considérablement; cette avidité pour l'eau tient quelquefois à un état maladif, mais elle est plus communément le résultat de l'habitude; elle produit chez quelques-uns une ampleur du ventre telle qu'on les croirait hydropiques, et chez quelques autres un relâchement de corps qui ne cède qu'à la suppression d'une partie de la boisson qu'ils prennent habituellement. On doit abreuver ces animaux très-souvent et ne leur laisser prendre que très-peu d'eau à-la-fois.

Les bêtes à cornes et les bêtes à laine, quoique leur vie plus uniforme les rende beaucoup moins sujets aux maladies que les chevaux, n'en requièrent pas moins, dans l'administration de leurs alimens, l'emploi des soins et de toutes les précautions indiquées pour ces derniers.

§. 2. De l'Allaitement.

L'allaitement est une fonction temporaire dont la durée est variable chez les diverses espèces des femelles de nos animaux domestiques; elle a pour but de donner aux sujets nouvellement nés le seul aliment dont puissent user leurs organes très-délicats dans les premiers temps de leur vie. Chez la jument et la brebis, cette fonction est bornée au temps strictement nécessaire pour permettre à leurs organes le temps d'acquérir la force dont ils ont besoin pour pouvoir faire usage d'autres alimens; chez la vache, au contraire, la sécrétion du lait est entretenue bien au-delà du temps nécessaire à la première alimentation des veaux, et dure presque toute leur vie.

La sécrétion du lait n'est pas absolument nécessaire au maintien de la santé des femelles, même de celles qui ont mis bas depuis peu de temps; elle leur occasionne, au contraire, une grande consommation de matériaux de nutrition, d'autant plus que très-souvent la génération accompagne cette fonction; cependant, lorsqu'elle a été entretenue durant un certain temps, elle finit par devenir pour l'économie animale une évacuation habituelle, dont la suppression brusque pourrait occasionner des dérangemens dans la santé. On remarque néanmoins chez les vaches que lorsque la plénitude accompagne la sécrétion du lait, aux approches du terme du part, cette sécrétion diminue beaucoup et finit même par s'anéantir; on prévient, et avec raison, cette disposition naturelle, en cessant de traire ces femelles quelques semaines avant l'époque où elles doivent vêler.

La sécrétion du lait est susceptible d'être augmentée par une nourriture abondante et substantielle, telle que l'usage des alimens farineux, des racines succulentes; une nourriture faible, composée d'alimens de médiocre qualité, les travaux pénibles et prolongés, au contraire, la diminuent beaucoup et peuvent même la faire cesser. L'usage de certains alimens échauffans, tels que les waras, le blé, surtout lorsque pendant leur usage les femelles sont soumises à de forts travaux où elles soient fréquemment mises en sueur, donne au lait des qualités qui le rendent nuisible et même impropre à la vie des jeunes animaux qui doivent s'en nourrir.

Les nouveaux nés prennent le lait aux mamelles de leur mère (allaitement naturel), ou ils le prennent dans un vase après qu'il en a été extrait (allaitement artificiel).

Cet état des animaux réclame diverses précautions, particulièrement applicables aux mères sous la dépendance desquelles vivent les petits sujets; c'est surtout à l'égard des jumens, pour l'ordinaire soumises à des travaux pénibles pendant qu'elles allaitent, que l'on doit apporter la plus grande attention.

Un grand nombre de personnes sont dans l'usage de jeter le premier lait fourni par les mamelles après le part; cette pratique, qui a particulièrement lieu pour le lait des vaches, est bonne lorsqu'il s'agit de l'employer aux usages économiques; mais il est absurde d'en priver les jeunes sujets, ce lait réunissant les propriétés nécessaires pour leur faire évacuer le méconium, matière qui se trouve dans leurs intestins, et dont le séjour leur est très-nuisible.

Il arrive quelquefois que les jeunes sujets refusent de prendre le mamelon, ou qu'ils n'ont pas assez de force pour se maintenir à cette partie. On doit, dans le premier cas, les y engager par tous les moyens possibles, mais en agissant avec beaucoup de douceur et de ménagement; dans le second cas on les placera près des mamelles, et on les y maintiendra; et dans l'un et l'autre cas, on leur enduira les lèvres et l'intérieur de la bouche avec un peu d'eau fort miellée ou avec du miel pur, ce qui ordinairement les engage à sucer et à prendre le mamelon.

Dans quelques cas ce sont les mères qui refusent de se laisser têter; quelques-unes usent même de violence pour éviter l'approche de leur petit. Lorsque les femelles sont jeunes et qu'elles sont à leur première portée, la douleur que leur occasionnent la réplétion de leurs mamelles et les tiraillemens des mamelons, est souvent la cause de ce refus. On doit alors employer beaucoup de douceur pour les déterminer à se laisser approcher par leur petit et leur ôter tout moyen de nuire à ce dernier; il est bon aussi quelquefois de vider un peu leurs mamelles en pressant leurs mamelons d'une main et en les soutenant de l'autre. Lorsque les femelles ont eu plusieurs petits, il est souvent impossible de déterminer la cause du refus qu'elles font de se laisser têter; quelques jumens, dans ce cas, épient le moment favorable pour frapper leur poulain : il faut alors, si leurs productions sont bonnes, se résoudre à les allaiter artificiellement, ou renoncer à en obtenir d'elles.

Après que les jeunes animaux ont fait usage du lait de leurs mères ou de celui de plusieurs femelles pendant un certain temps, leurs organes manducateurs et digestifs acquérant plus de force, ils commencent à se nourrir de la boisson de leurs mères et ensuite d'alimens solides. L'époque à laquelle ils ont acquis ce degré de développement est d'autant moins éloignée de celle de leur naissance, que la durée de la gestation des femelles est plus courte; mais le temps du sevrage est rarement basé sur cette circonstance de la vie des jeunes sujets; ainsi les poulains, dont la durée de la gestation des mères est de onze à douze mois, sont sevrés à l'âge de trois à quatre mois; les veaux, dont les mères ne portent que de neuf mois à neuf mois et demi, sont sevrés au même âge; et les agneaux, dont les mères ne portent que quatre mois et demi, ne sont sevrés que dans leur cinquième mois : leur sevrage a lieu naturellement, ils abandonnent insensiblement leurs mères.

Chez les brebis, par conséquent, le sevrage ne réclame aucun soin particulier; il en est de même pour les vaches : le sevrage des veaux n'interrompt en rien leur santé, ceux-ci étant toujours allaités artificiellement; mais il n'est pas ainsi pour les jumens : la sécrétion du lait, entretenue depuis un temps assez long, étant encore en pleine vigueur, ne peut être interrompue tout-à-coup sans exposer ces femelles au risque d'en éprouver des accidens. On devra, pour opérer le sevrage des poulains, les retirer insensiblement d'avec leurs mères; ainsi, pendant les derniers jours de leur allaitement, on ne les laissera que momentanément avec ces dernières, on retardera chaque jour le moment du séjour qu'ils y feront, et on en rendra successivement la durée plus courte jusqu'à leur entière séparation. On devra donner aux mères une nourriture plus faible que celle qui leur est ordinaire, leur choisir des alimens moins substantiels, leur faire prendre de l'exercice, et, lorsque la sécrétion du lait ne se supprimera pas facilement, augmenter la sécrétion de l'urine par l'addition d'un peu de sel de nitre dans l'eau qui leur servira de boisson.

Les petits sujets n'éprouvent du sevrage que l'ennui d'être séparés de leurs mères. Lorsqu'ils sont dans les pâturages, ils n'y a pas de régime particulier à leur faire suivre; si, au contraire, ils sont retenus à l'écurie, on doit leur choisir des alimens faciles à mâcher, leur donner de l'avoine écrasée sous les meules et de l'eau fortement blanchie avec de la farine d'orge.

Il peut arriver que l'on soit obligé d'allaiter artificiellement les poulains ou les agneaux, circonstance qui n'a lieu que lorsque les mères meurent des suites de la parturition, ou lorsque leur état ne leur permet pas d'allaiter, soit à cause du défaut de sécrétion du lait, soit parce que leur lait n'est pas convenable à la nourriture de leurs petits sujets.

ce que l'on remarque chez quelques jumens, qui, bien qu'elles aient donné naissance à des poulains bien portans, ne tardent pas à occasionner la mort de ces derniers si on leur laisse faire usage du lait qu'elles produisent. On pourra, dans ces cas, si quelques femelles de la même espèce ont perdu leur petit, leur en substituer un de ceux que l'on veut allaiter artificiellement, ou bien nourrir ces poulains avec du lait de vache.

Pendant l'allaitement, le régime ordinaire des femelles, devra être modifié; ainsi, en raison des pertes que leur occasionne la sécrétion du lait, on leur donnera une nourriture substantielle et de facile digestion; le vert leur est très-avantageux lorsque ses bons effets ne sont pas empêchés par l'oubli des précautions à prendre pendant son usage; la farine d'orge leur convient très-bien aussi pour blanchir l'eau qui leur sert de boisson. C'est particulièrement sur les jumens que l'on doit porter son attention; ménager leur travail, leur éviter de grandes fatigues, ne pas les exposer à l'action des mauvais temps, s'abstenir de les éloigner longtemps de leurs petits, et redoubler de soin à mettre en pratique toutes les autres règles du régime, sont des objets de la plus haute importance pour conserver la santé des poulains à la mamelle. Les dérangemens qu'éprouvent les mères se faisant sentir sur les organes les plus en activité, leur lait est évidemment le premier altéré; étant le seul aliment porté dans les organes délicats des petits sujets, il y produit bientôt une impression pénible qui souvent a des suites funestes.

CHAPITRE IV.

Du travail et du repos.

L'exercice chez les animaux résulte de l'action de leurs organes locomoteurs mis en jeu pour se transporter d'un lieu dans un autre lieu; ces déplacemens de leur masse sont plus ou moins répétés, et les animaux se transportent ainsi à des distances plus ou moins éloignées, soit pour chercher leur nourriture, soit pour exécuter les translations ou les travaux qu'on est susceptible d'exiger d'eux. Cette différence dans l'exercice le fait diviser en deux ordres; 1° celui que les animaux prennent en liberté (exercice libre), 2° et celui que l'homme leur fait exécuter et dont il est seul maître de borner ou de prolonger la durée (exercice forcé).

L'exercice libre est commun à presque tous les animaux domestiques, c'est celui qu'ils prennent dans les pâturages; il leur est généralement salutaire et n'a d'autre inconvénient que celui d'être trop borné, l'espace sur lequel ils sont placés étant ordinairement peu étendu.

L'exercice forcé, au contraire, souvent prolongé, nécessite quelquefois des mouvemens rapides, soutenus et au-dessus des facultés des organes qui sont mis en action, est généralement pénible et produit fréquemment des effets défavorables à la santé ; cependant, lorsqu'il est modéré, que les animaux y sont soumis graduellement de manière à y accoutumer insensiblement leurs organes, l'habitude en modifie beaucoup les mauvais effets.

L'exercice forcé consiste dans la simple translation des animaux d'un lieu dans un autre, n'ayant que leur propre corps à déplacer, ou bien ils ont de plus à porter ou à traîner des fardeaux. Le premier cas, commun à toutes les espèces, a le plus ordinairement lieu lorsque l'on conduit les animaux dans les foires ; le second cas est celui des travaux proprement dits. La difficulté de ces derniers n'est pas également grande ; ainsi les uns s'exécutent les animaux allant au pas ; le poids à porter ou à traîner est en raison des forces des individus qui y sont employés ; leur durée n'est pas prolongée au-delà des heures naturelles du jour, les animaux ont le temps de prendre leur repas ; ils ne sont alors nullement préjudiciables à la santé ; les autres se faisant aussi souvent de nuit que de jour, obligeant à interrompre fréquemment le simple repos ou le sommeil des animaux, qui quelquefois n'ont que très-peu de temps pour prendre leur nourriture et sont remis en marche au moment où la digestion va commencer, sont au contraire très-pénibles, particulièrement lorsqu'à ces premières difficultés viennent se joindre la vitesse de la marche au moment du départ, les mauvais traitemens des conducteurs, et la gêne que produisent dans quelques cas les harnachemens à certaines parties du corps ; aussi les animaux qu'on y emploie sont-ils exposés à une foule d'accidens et de maladies, et n'ont-ils ordinairement qu'une existence de courte durée.

Les travaux n'étant pas tous également difficiles, il n'est

pas indifférent d'employer tel ou tel animal pour leur exécution. Ainsi, pour ceux qui exigent une très-grande vitesse, qui sont très-pénibles, on devra choisir des animaux robustes, réunissant la légèreté à la force, ayant acquis tout leur développement, et qui soient exempts de l'exécution d'aucune fonction temporaire, telles que la plénitude et l'allaitement, qui réclament de grands ménagemens.

Pour les travaux lents, mais qui exigent de grands efforts, on prendra des animaux trapus, raccourcis, dont le système musculaire soit bien développé, et qui réunissent du reste les mêmes dispositions que les précédens.

Pour les travaux lents, pour l'exécution desquels les animaux ne sont pas constamment obligés d'employer toute leur force, dont quelques-uns même ne réclament que peu d'efforts, on pourra se servir indistinctement de tous les animaux quels que soient leur état et leur âge ; on devra toujours néanmoins attendre que leurs forces soient suffisamment développées pour leur permettre d'en faire usage sans courir les risques d'altérer leur conformation; ainsi, l'âge de deux ans, auquel on commence ordinairement à soumettre les jeunes animaux au travail, est un peu prématuré, car ils ne sont guère susceptibles d'user de leurs forces avant l'âge de trois ans; aussi, cet usage anticipé a-t-il souvent des conséquences funestes; il déforme les animaux et abrége beaucoup la durée de leur service. On devra aussi chercher pour les jeunes animaux le travail le plus facile et leur éviter toutes les occasions de déployer beaucoup de force : on doit user des mêmes précautions à l'égard des jumens nourrices, et particulièrement de celles qui sont pleines.

Pour les travaux pénibles et pour ceux surtout qui se

font avec vitesse, les chevaux, quelles que soient les bonnes dispositions dont ils jouissent, ne doivent y être soumis que d'une manière graduée, ayant en même temps à soutenir les effets d'une très-grande fatigue et ceux d'une nourriture très-substantielle et abondante; on devra les faire passer d'une manière en quelque sorte insensible, du travail et de la nourriture auxquels ils sont habitués, au travail pénible qu'ils devront exécuter et à la nourriture abondante qu'ils devront prendre; et la durée de ce passage sera d'autant plus longue, que la nourriture et le travail d'où on les retire seront moindres, et le travail et la nourriture auxquels ils doivent être soumis plus forts.

Les animaux étant dépourvus de moyens propres à les fixer aux fardeaux qu'ils doivent porter ou traîner, on a dû leur procurer ces moyens, auxquels on a donné le nom collectif de harnachemens. Il est très-essentiel d'apporter la plus stricte attention dans leur confection; leur mauvaise conformation ou leur application vicieuse produisant généralement beaucoup de gêne aux animaux, et faisant naître sur les parties sur lesquelles ils reposent, divers accidens tels que des excoriations de la peau, des cors, des engorgemens phlegmoneux, etc. Il est vrai que la plupart de ces maux sont de peu de conséquence par eux-mêmes; mais la souffrance qu'ils font éprouver aux animaux pendant l'exécution du travail les obligeant à prendre des positions fausses pour se soustraire à leur pression, ils leur rendent leurs travaux très-pénibles et finissent quelquefois par devenir pour eux la cause de maladies beaucoup plus graves.

De tous les harnais la bride, si utile pour imprimer aux animaux la direction qu'on désire leur faire prendre, et pour modifier leur impétuosité, est celui qui mérite la plus grande attention, cette partie du harnachement, si essentielle, servant souvent de moyen aux domestiques pour exercer leur brutalité envers les animaux qu'ils conduisent. C'est par cette circonstance que ce moyen ingénieux, à l'aide duquel l'homme transmet sa volonté au cheval, devient souvent la cause de sa désobéissance. Cet animal, qui, lorsque la bride est mise en usage avec précaution, exécute avec une admirable dextérité tous les mouvemens qu'on exige de lui, refuse souvent d'obéir lorsqu'elle a été mal ménagée, en ce qu'ayant été maltraité de la bouche, il craint le châtiment lorsqu'il ressent l'impresion du mors, et oublie ce qu'on lui demande. Quoique regardée par beaucoup de personnes comme de peu de conséquence, cette circonstance influe cependant d'une manière très-marquée sur la santé et sur la durée des services que l'on peut obtenir des chevaux.

Chez les chevaux qui ont le dos bas, qui sont ensellés, ou bien chez ceux dont l'encolure est très-relevée, les colliers ont l'inconvénient de se renverser en arrière à leur partie supérieure et de remonter durant le tirage; ils compriment alors la trachée et les vaisseaux inférieurs de l'encolure, et gênent considérablement la respiration et la circulation du sang dans les vaisseaux comprimés; le même inconvénient a lieu lorsque les colliers sont trop courts: les animaux ne peuvent alors tirer qu'avec difficulté, le travail leur vient très-pénible, et il peut en résulter des dérangemens notables de leur santé.

On devra s'attacher à faire cesser ces inconvéniens, et donner aux harnais une disposition telle, que celles de leurs parties qui reposent sur le corps de l'animal soient souples et douces. On évitera aussi leur appui sur les saillies osseuses, telles que l'épine du dos et des reins, le garrot et la pointe des épaules, qui dans ce cas deviendraient le siége d'engorgemens phlegmoneux, dont les suites pourraient être funestes. Lorsque les harnais, malgré leur bonne disposition, auront occasionné les accidens précités, entamé la peau ou produit des cors sur les parties qu'ils recouvrent, le principal moyen de guérison sera de faire cesser la cause, c'est-à-dire d'empêcher leur appui sur les parties blessées; de tous les harnais, ceux placés sur le dos et les colliers sont les plus susceptibles de produire ces accidens; mais étant toujours pourvus d'espèces de coussins sur les parties qui reposent sur le corps des animaux, il sera facile de les empêcher de poser sur les endroits malades en les débourrant dans les points correspondant à ces parties. Les blessures causées par les harnais ayant le plus communément lieu en été, il est très-essentiel de les tenir sèches; à cet effet, on remplira mollement la cavité pratiquée dans leurs coussins avec un peu de mousse fine et bien nette, que l'on renouvellera tous les jours et même deux fois par jour; si au lieu de plaies il existait, aux endroits qui viennent d'être indiqués, des engorgemens, on employerait les mêmes moyens, mais, de plus, s'ils étaient récens, on imbiberait la mousse avec un peu de vinaigre étendu d'eau. Ces moyens, quoique très-simples, suffisent souvent, lorsqu'ils sont convenablement employés, pour opérer la guérison de la majeure partie de ces accidens, qui, lorsqu'on les néglige, s'aggravent beaucoup, deviennent quelquefois difficiles à guérir et dont les conséquences les plus simples sont toujours une grande gêne pour les animaux durant le travail, qui alors leur devient très-pénible.

Indépendamment du choix des animaux pour les différens travaux et des précautions à prendre pour les y soumettre, il en est encore d'autres dont l'usage tend à rendre leur exécution plus facile et à éviter les accidens qu'ils peuvent occasionner. Ces précautions doivent être mises en usage avant, pendant et après le travail.

Avant le travail, les conducteurs de chevaux doivent examiner avec la plus exacte attention l'état des harnais, s'assurer que toutes les parties qui les composent sont à leur place, examiner si aucune ne peut blesser ou gêner les mouvemens des parties sur lesquelles ils reposent

Pendant le travail, ils doivent au départ ménager leurs chevaux et modérer leur impétuosité, afin de déployer successivement leurs forces, ou, pour se servir de l'expression consacrée, les mettre en haleine; car si au départ les conducteurs abusent de l'ardeur de ces animaux, ils les mettent bientôt à bout de leurs forces et leur rendent très-pénible le travail qu'ils doivent exécuter : ils devront se conduire de même en approchant de la destination.

On a l'habitude, lorsque les chevaux ont parcouru un certain trajet, de les laisser reposer quelques minutes ; cette méthode, très-bonne sous plus d'un rapport, a ses inconvéniens, en ce que souvent ce repos étant trop prolongé, le temps perdu n'est regagné que par la vitesse de la marche durant le chemin qui reste à parcourir; la prolongation de ce repos ayant surtout lieu pendant les mauvais temps, l'inconvénient est d'autant plus grave. Quelques cochers ont aussi pris des Anglais l'habitude de jeter pendant ces haltes de l'eau très-froide sur le nez et les jambes de leurs chevaux, pratique qui ne peut être que nuisible à leur santé.

Il est cependant quelques travaux pendant la durée desquels on est dans l'obligation de laisser les animaux en repos pendant un laps de temps très-long. En été, ce repos ne leur est souvent que favorable, mais il n'en est pas de même en hiver, durant lequel le froid est quelquefois très-fort et les pluies fréquentes : souvent alors il en résulte des effets dangereux. Il serait utile, pour prévenir les accidens résultant de ces occasions inévitables, d'adopter l'usage de placer aux colliers de longues et larges couvertures de cuir ou de toile goudronnée, qui s'étendraient jusqu'à la queue de l'animal, garantiraient la presque totalité du corps, et ne laisseraient à découvert que la tête et l'encolure. Les couvertures ont encore l'avantage, lorsque les chevaux ont chaud, de donner la facilité de maintenir sur ces animaux une forte poignée de paille que l'on place entre leur corps et ces couvertures. Ces moyens mis en usage par quelques personnes envers des chevaux qui depuis plusieurs années étaient exposés à des maladies graves de la poitrine provenant des circonstances qui viennent d'être énoncées, sont parvenus à les en garantir.

Quoique tous les travaux ne soient pas aussi pénibles ni aussi constans que ceux qui viennent d'être cités, ils n'en sont pas moins susceptibles, dans quelques cas, d'influences défavorables sur la santé, lorsqu'on ne prend pas dans leur usage les précautions nécessaires, par cela seul qu'ils ne sont pas permamens, et que portés subitement à un degré élevé ils en deviennent pénibles; c'est ce que l'on remarque sur les chevaux employés aux travaux agricoles, qui quelquefois restent plusieurs mois dans une inaction presque complète, durant laquelle ils ne reçoivent qu'une faible nourriture, souvent au-dessous de ce qui leur est nécessaire, puis sont soumis tout-à-coup aux travaux pénibles des labours du printemps; ne recevant encore qu'une nourriture insuffisante, les productions d'hiver n'étant pas encore arrivées à un degré de maturité qui permette d'en faire usage, et les fourrages récoltés l'année précédente étant épuisés, ces animaux ressentent alors d'une manière très-marquée les effets d'un travail qui ne leur aurait été que salutaire. Il est donc nécessaire, autant qu'on le peut, de les préparer au travail par un exercice gradué et une nourriture proportionnée aux déperditions qu'ils doivent éprouver, et cela d'autant plus, que l'on emploie des individus faibles, quelquefois au-dessous de l'âge auquel toutes les facutés nécessaires au travail se développent.

Les jumens pleines, quelle que soit l'époque où les travaux ont lieu, réclament des soins particuliers; l'état de gêne de leurs mouvemens et la difficulté qu'ont certains organes à exécuter leurs fonctions les rendant plus susceptibles de ressentir les effets nuisibles qui peuvent résulter du travail auquel on les soumet; ainsi, la douceur, la modération de l'exercice, et l'attention de prévenir toutes les situations capables de déterminer des secousses, des efforts violens, sont des précautions indispensables auxquelles on doit d'autant plus s'attacher, que ces femelles sont plus rapprochées de l'époque où le part doit avoir lieu. Les jumens nourrices ne demandent pas moins d'attention que les précédentes, les dérangemens de leur santé étant souvent préjudiciables à leurs poulains.

Après le travail. En arrivant à la destination, ou au retour du travail, lorsque les chevaux seront essoufflés, qu'ils auront le corps couvert de sueur, les conducteurs devront s'abstenir de les passer à l'eau aussitôt leur arrivée, comme beaucoup le font ordinairement. Si le temps est beau et qu'il fasse chaud, ils les laisseront dehors quelque temps afin de les laisser souffler, puis les rentreront à l'écurie, leur ôteront leur harnachement, et les bouchonneront fortement pour déterminer l'évaporation d'une partie de leur sueur; ils leur donneront ensuite à manger, et une heure ou deux après le repas, ils les mèneront à l'abreuvoir si le temps le permet, ou bien ils leur bouchonneront les quatre membres. Cette opération terminée, les conducteurs devront successivement lever les pieds de leurs chevaux, nétoyer le vide qui doit exister entre la sole et les branches du fer, pour s'assurer de l'état de la ferrure et détacher les corps étrangers qui s'y trouvent souvent retenus; cette précaution, trop généralement oubliée, permet très-souvent de prévenir la détérioration du sabot et de détruire de bonne heure des boiteries qui, lorsqu'elles sont négligées, deviennent très-graves.

Les conducteurs devront aussi examiner chaque pièce des harnachemens de leurs chevaux pour s'assurer qu'aucune ne les a blessés; ils enleveront avec soin la sueur qui s'y sera attachée; et si quelques points en sont durs et ont entamé la peau de l'animal, ils les enduiront de suif de chandelle; enfin ils auront soin de les placer dans un lieu exempt d'humidité. Tels sont les principaux soins à l'aide desquels on peut rendre le moins pénible possible les nombreux travaux que l'on fait exécuter aux chevaux.

Il est encore d'autres circonstances communes à toutes les espèces d'animaux domestiques, dans lesquelles, quoique n'étant soumis à aucun genre de travail, ils peuvent éprouver quelques-uns des effets nuisibles qui accompagnent ces derniers : ce sont les foires et les marchés où les animaux placés à la vue des acheteurs restent souvent dans une inaction complète pendant un demi-jour, quelquefois exposés à la pluie, à la neige et à un froid rigoureux, le plus ordinairement ayant le ventre vide, ayant dû, pour y arriver, parcourir un espace de chemin plus ou moins long : un grand nombre de maladies mortelles y trouvent leur cause, partilièrement chez les jeunes animaux, pour lesquelles de fréquentes demandes en rédhibition sont présentées aux tribunaux, ces maladies se développant chez eux peu de temps après qu'ils ont été livrés à leurs acquéreurs. Cependant il n'est guère de moyens, dans ces cas ,d'éviter l'influence des intempéries atmosphériques, le manque absolu d'habitations pour placer les animaux se faisant remarquer dans la plupart des localités où se tiennent les foires; il faudra donc se borner à rendre le plus courte possible l'action des causes nuisibles qui s'y rencontrent, profiter de l'occasion la plus prochaine pour bouchonner la surface du corps des animaux, ce qui ne peut guère se pratiquer qu'envers les espèces du cheval et du bœuf, et les tenir le plus possible en activité, le repos favorisant l'action de ces causes. C'est surtout à l'égard des femelles pleines, de celles qui sont nourrices et des jeunes animaux que l'on devra redoubler de soins.

A la veille et à l'exercice doit succéder le repos, dont le sommeil, en fermant les organes des sens à l'action des agens extérieurs, est le complément. Le repos est aussi nécessaire pour réparer les forces épuisées par le travail, que le sont les alimens pour réparer les pertes qu'occasionnent les évacuations continuelles qui se font dans l'économie animale; aussi devient-il d'autant plus nécessaire, que le travail a été plus prolongé et plus pénible.

L'habitude, en changeant la disposition des organes, rend

quelques animaux susceptibles de supporter de très-grandes fatigues sans presque prendre de repos et en conservant malgré cela leur santé ; mais quelle que soit la force de résister qu'ils aient acquise, il arrive un moment où la nature épuisée s'y refuse, le besoin de repos devient impérieux, et si l'on persévère à maintenir les animaux en action, il arrive bientôt des dérangemens de leur santé, suivis d'accid'autant plus graves que l'on s'est refusé plus long-temps à le leur accorder.

Si l'habitude rend certains animaux capables de supporter la veille et l'exercice bien au-delà du terme naturel, l'habitude du repos long-temps prolongé leur rend aussi l'exercice très-pénible, quelque léger qu'il soit, et l'excès de repos peut faire naître chez eux des accidens aussi graves que ceux que peut produire l'exercice trop long-temps prolongé.

On devra s'attacher, si l'on veut conserver les animaux en santé en leur faisant exécuter des travaux pénibles, les amener insensiblement au point qui leur permettra d'y résister avec succès, ayant soin cependant de ne pas en outrepasser la durée, de manière à leur donner le repos indispensable pour réparer les forces de leurs organes; lorsqu'au contraire les animaux seront dans les circonstances qui obligeront à leur accorder un repos trop prolongé, on devra s'attacher à leur procurer un exercice qui, quelque peu fort et quelque peu durable qu'il puisse être, leur sera toujours plus salutaire que le repos absolu, et les mettra dans le cas de supporter moins péniblement les travaux que plus tard on pourra exiger d'eux.

CHAPITRE V.

Des moyens thérapeutiques employés comme préservatifs des maladies.

De la saignée. Elle est fréquemment mise en usage pour suppléer à l'insuffisance des évacuations naturelles, et l'abus trop général de cette opération la rend souvent indispensable pour un grand nombre d'animaux par l'habitude qu'on leur en a fait contracter.

Si l'évacuation du sang par l'ouverture d'une veine est un moyen de conserver la santé, elle peut dans un grand nombre de cas devenir une cause de maladie, et il est à remarquer que la généralité des cultivateurs qui la mettent en pratique considèrent moins sa nécessité pour le bien des animaux, que la routine au courant de laquelle ils se laissent entraîner.

On doit s'appliquer à ne saigner les animaux que lorsque des signes extérieurs en annoncent la nécessité, car il est on ne peut plus bizarre de pratiquer cette opération comme on le fait souvent sur des animaux dont la santé parfaite ne peut en recevoir qu'une influence défavorable.

Cette opération devient nécessaire comme moyen hygiénique, aux animaux qui font usage d'une nourriture abondante, substantielle, et qui sont soumis à des travaux pénibles, tels que les chevaux employés au service des postes, des messageries, du roulage, etc., particulièrement dans les premiers temps où on les soumet à ces travaux; plus tard, leurs organes s'habituant à l'action de ce nouveau régime, cette opération leur devient moins nécessaire, mais elle ne doit pas être totalement négligée.

Les jumens pleines pendant l'hiver sont susceptibles, tant par rapport à la présence du fœtus dans l'utérus que par rapport à l'état de repos absolu dans lequel elles se trouvent souvent, d'avoir besoin de la saignée pour éviter les engorgemens phlegmoneux ou œdimateux, qui sont fréquemment la suite de cet état. Cependant, dans le dernier cas, il serait préférable de leur faire prendre un exercice léger et d'approprier le régime alimentaire à leur situation.

Lorsque la saignée est devenue nécessaire par l'habitude qu'en ont contractée les animaux, on doit la faire légère, et la remplacer, s'il est possible, par les modifications du régime.

C'est particulièrement à l'égard des vaches, qui dans un grand nombre de fermes ne reçoivent pendant l'hiver qu'une nourriture insuffisante, et que malgré cela on n'hésite pas à saigner une et même deux fois durant cette saison et aux approches du part, que les accidens qui résultent de cette opération sont multipliés. La cessation ou la diminution de la sécrétion du lait chez les unes, le port laborieux, la délivrance difficile, prolongée, imparfaite, ou même impossible chez les autres, l'amaigrissement et le marasme, qui suivent ces derniers accidens, ne reconnaissent souvent pas d'autre cause que la saignée faite intempestivement. On ne doit pratiquer la saignée comme moyen hygiénique que chez les vaches qui sont fort nourries et qui ont de l'embonpoint.

Des Sétons. Très-souvent on place des sétons aux chevaux dans l'intention d'empêcher en eux le développement des maladies; mais leur application irréfléchie et sans aucune nécessité les rend fréquemment plutôt nuisibles qu'utiles au maintien de leur santé; communément employés par les maréchaux, ils font seuls, ou conjointement avec la saignée, la base des traitemens qu'ils prescrivent dans la plupart des maladies qu'ils sont appelés à traiter, et il n'est pas rare de voir tous les chevaux d'une ferme ou ceux d'un équipage de roulier garnis d'un ou de plusieurs sétons. C'est surtout en hiver que leur usage peut devenir contraire au but de leur application; l'humidité fréquente des parties sur lesquelles on les place, le froid excessif de l'air, et l'habitude que l'on a de passer les animaux à l'eau presque tous les jours, arrêtant à chaque instant leur suppuration, les rendent ainsi très-nuisibles à la santé. En été ils ne sont pas plus exempts d'inconvéniens; appliqués par les temps fort chauds, ils produisent quelquefois des engorgemens énormes, dont la terminaison assez commune est la gangrène de la partie engorgée, et par suite la mort de l'animal. S'il est vrai que les sétons soient quelquefois d'un grand secours dans la pratique de la médecine vétérinaire, ce n'est pas une raison pour autoriser leur application à tort et à travers à tous les animaux chez lesquels on veut prévenir des maladies; il est de toute nécessité, avant de se décider à en faire usage, de consulter le besoin qu'en a le sujet auquel on veut les appliquer, et cette détermination ne peut que bien rarement être faite par les propriétaires d'animaux ni par la plupart des personnes qui sans avoir fait d'études vétérinaires se mêlent de les traiter.

Des substances médicamenteuses. Plusieurs de ces substances sont administrées aux animaux dans l'intention de maintenir leur santé lorsqu'on en craint le dérangement; mais on peut dire ici ce qui a été dit des sétons : la nécessité ne préside que bien rarement à leur usage. Les plus généralement employés sont : *le foie d'antimoine*, *la fleur de soufre*, et *la poudre cordiale*, dont on fait ordinairement un mélange que l'on donne à prendre aux animaux dans un peu de son frisé ou dans leur avoine. Ces substances, d'un usage quelquefois avantageux, ne conviennent que rarement pour les cas dans lesquels on les emploie; heureusement que jouissant de peu d'activité elles ne font naître que des inconvéniens peu graves et passagers. Le foie d'antimoine est la seule de ces trois substances qui mérite d'être conservée pour l'usage que l'on en fait ordinairement; il convient pour remettre en appétit les chevaux qui ont été exténués par le travail; il est propre à rendre à la peau et aux poils la souplesse qu'ils ont perdue dans ce cas; il stimule légèrement l'estomac et augmente la transpiration de la peau: on peut en continuer l'usage à la dose d'une à deux onces par jour sans interruption durant huit à dix jours. On devrait surtout s'abstenir d'employer ces médicamens dans les maladies connues sous le nom d'étranguillons, pour lesquelles on prétend, mais à tort, que les animaux doivent être échauffés, tandis que le contraire est nécessaire.

La poudre d'écorce de chêne (fleur de tan) est employée par beaucoup de personnes envers les jeunes animaux comme préservatif contre les vers. L'expérience démontre qu'elle a cette propriété, et de plus celle de tuer ces insectes parasites et de provoquer leur évacuation; on peut la donner aux poulains, depuis leurs premiers mois jusqu'à l'âge d'un an à un an et demi, à la dose d'une demi-cuillerée à une cuillerée à bouche par jour; mais on ne doit en continuer l'usage que trois à quatre jours de suite, le suspendre durant autant de temps pour le recommencer ensuite pendant quelques jours s'il devient nécessaire.

Les purgatifs qu'on leur donne quelquefois, ainsi qu'aux chevaux, au commencement de l'hiver, dans le même but, produisent aussi des effets satisfaisans : *L'aloës* et *le mercure doux* (protochlorure de mercure), à la dose depuis deux gros jusqu'à une once du premier, et depuis un gros jusqu'à quatre gros du second, selon la force, l'âge et la taille des animaux, est celui des purgatifs que l'on doit préférer.

L'huile de lin est aussi employée pour prévenir le développement des vers dans les intestins (boyaux) des poulains; mais son usage présente de graves inconvéniens, et dans quelques cas elle a causé la mort des animaux auxquels on en avait fait prendre. J'ai observé ce fait sur deux poulains appartenant à un même propriétaire, qui, bien qu'étant en très-bonne santé avant l'administration de cette huile, qui probablement avait été falsifiée, moururent peu de temps après qu'ils l'eurent prise. J'ai remarqué à l'ouverture de leurs cadavres les traces d'une violente inflammation de la muqueuse du larynx et de celle de l'estomac et des intestins grêles. Plusieurs cultivateurs m'ont dit avoir observé de semblables accidens à la suite de l'administration de cette huile. L'usage des breuvages, lors même qu'ils n'auraient aucune qualité nuisible, est d'ailleurs très-dangereux envers les jeunes animaux, qui se défendent beaucoup pendant qu'on les leur fait prendre, occasionnent souvent le passage d'une partie de ces breuvages à travers leur larynx très-étroit et trés-irritable, qui devient le siége d'une inflammation très-forte, souvent terminée par la mort de ces animaux.

Il est encore plusieurs autres opérations et plusieurs autres substances médicamenteuses qui sont employées comme préservatifs des maladies; mais le plus grand nombre, pour ne pas dire la totalité, pratiquées ou prescrites par les maréchaux ou par d'autres personnes qui ne sont pas plus versées dans les connaissances vétérinaires, sont souvent au détriment du bon sens, et, qu'il soit permis de le dire, si quelques-uns de ces hommes agissent avec bonne foi et dans le véritable désir de rendre service aux propriétaires, la témérité et la présomption des autres sont un plus grand fléau pour les animaux que toutes les autres causes de leurs maladies réunies.

La ferrure est aussi un moyen hygiénique, puisqu'elle a pour objet la conservation du pied du cheval; mais la déplorable insouciance de la plupart des maréchaux, le peu de soin qu'ils prennent d'examiner les malheureux résultats qui dérivent de son mauvais emploi, sont cause que cette branche de l'art vétérinaire parmi eux est encore au berceau, et que très-souvent la ferrure, au lieu de conserver le pied du cheval, est la cause la plus ordinaire de la destruction de son sabot et de la ruine prématurée de ses membres (1).

---

(1) C'est peut être ici le cas de faire sentir aux propriétaires d'animaux le degré de confiance qu'ils devraient accorder à leurs maréchaux pour le traitement de leurs animaux; car si l'habitude d'appliquer un fer sous le pied du cheval n'a pu leur apprendre à le bien faire, comment s'abuser au point de croire à la prétendue expérience qu'un grand nombre d'entr'eux se vantent de posséder dans les maladies des animaux.

APPENDICE.

Prévenir les maladies des animaux est bien certainement le rôle le plus important et le seul que puissent avantageusement remplir les propriétaires de ces derniers; mais la négligence que l'on apporte à user des moyens propres à obtenir ce résultat, rend très-communes quelques-unes de ces maladies. La plupart de celles-ci ont une marche si rapide, que très-souvent les cultivateurs éloignés de la résidence des vétérinaires ne peuvent se procurer à temps leurs secours, et sont dans l'obligation d'en confier le traitement à des personnes dont l'impéritie est le plus souvent aussi préjudiciable aux animaux que les maladies auxquelles ils sont en proie. Il devenait de toute nécessité de faire suivre cet ouvrage de l'indication des maladies qui affectent le plus communément les animaux, et des traitemens qu'il convient de mettre en usage pour les combattre, en choisissant toutefois des moyens simples, faciles à se procurer et à appliquer, et dont l'usage, lors même qu'il serait intempestif, ne pût occasionner aucun inconvénient.

On ne doit donc pas s'attendre à trouver dans cet appendice la description d'un grand nombre de maladies; car, convaincu que les traités populaires sur la médecine aussi-bien de l'homme que des animaux sont plus préjudiciables à leur santé qu'utile à la prolongation de leur existence, il était nécessaire d'apporter la plus grande circonspection dans l'indication de leurs traitemens, aussi ne sont-ils prescrits que jusqu'au moment où, prenant un caractère de gravité très-prononcé, il devient de l'intérêt des propriétaires de recourir promptement aux secours des vétérinaires.

Des Coliques.

On exprime vulgairement par ce mot toutes les douleurs abdominales (du ventre), qui se caractérisent par des mouvemens fréquens de la part des animaux, et dont les principaux consistent dans l'action de se coucher, de se rouler à terre et de se relever plus ou moins souvent. D'après cette idée, les inflammations de la matrice, des reins (rognons), de la vessie, les rétentions d'urine, les indigestions, etc., rentrent dans la catégorie des coliques; aussi a-t-on fait de ces dernières un grand nombre de divisions basées sur l'organe affecté et sur les causes qui y donnent lieu.

Les diverses maladies caractérisées par les symptômes connus sous le nom générique de coliques ne pouvant quelquefois être déterminées qu'avec beaucoup de difficulté par les vétérinaires, il serait arbitraire de vouloir obtenir cette distinction de la part des propriétaires d'animaux, et par conséquent superflu de décrire séparément les nombreuses affections désignées sous ce nom; mais comme quelques-unes de ces maladies exigent, par rapport à leur nature ou à leur siége, l'application de traitemens particuliers, il devient de toute nécessité d'établir des groupes formés de celles d'entr'elles qui réclament le même traitement; par conséquent elles formeront ici trois sections; dans la première, sont comprises les coliques proprement dites; dans la seconde, les inflammations de la matrice, des reins (rognons), de la vessie, etc., sous le nom de rétention d'urine; enfin dans la troisième, les indigestions.

Coliques proprement dites. La plupart des symptômes qui caractérisent ces maladies se remarquant aussi, à quelques exceptions près, lors d'indigestion ou de rétention d'urine, ces symptômes seront divisés en ceux qui sont communs à ces maladies, et en ceux qui sont particuliers aux coliques proprement dites.

Symptômes communs. Les animaux refusent les alimens, ils s'agitent avec violence, se couchent et se relèvent fréquemment, se roulent lorsqu'ils sont couchés, et cherchent souvent à se maintenir sur le dos.

Symptômes particuliers. Les animaux grattent quelquefois le sol avec leurs pieds de devant, ou bien se frappent le ventre avec ceux de derrière; ils ont le plus souvent les oreilles froides, quelquefois elles sont chaudes; ils se couvrent plus ou moins abondamment de sueur, les gouttes en ruissèlent quelquefois sur leur corps; l'évacuation des fientes est suspendue; ils regardent souvent leurs flancs : l'endroit où ils portent leur tête est très-essentiel à considérer, les animaux indiquant par-là le siége des douleurs qu'ils éprouvent, et c'est quelquefois le seul signe qui permette de différencier les diverses maladies connues sous le nom de coliques.

Les causes immédiates des coliques sont nombreuses, et l'intensité et la durée des symptômes qui viennent d'être énumérés sont presque toujours relatives à celles de ces causes qui y ont donné lieu. Cette différence dans la durée et l'intensité des symptômes de ces maladies et la cause particulière qui a été mise en action apportant quelques différences dans leur traitement, il devient essentiel, pour l'application de ce dernier, de faire deux genres des coliques proprement dites.

Le 1er genre comprend celles qui reconnaissent pour causes le réfroidissement subit des animaux après qu'ils ont eu très-chaud; l'eau très-froide qu'ils ont bue étant dans cet état ou bien aussitôt en sortant de l'écurie, le matin surtout; et enfin les substances âcres ou irritantes qu'ils auraient avalées avec leurs alimens ou de tout autre manière. Les coliques de ce genre constituent les espèces appelées rouges, nerveuses et venteuses; les animaux qui en sont affectés s'agitent souvent avec une telle impétuosité, qu'il est quelquefois impossible de les aborder; leur corps se couvre abondamment de sueur, dont les gouttes dans quelques cas tombent à bas d'eux; leur durée n'est ordinairement que de quelques heures, et il suffit souvent, pour en guérir les animaux, de bouchonner ces derniers fortement et sans interruption durant une demi-heure, de leur donner quelques lavemens d'eau de son ou de graine de lin, et de leur faire avaler quelques bouteilles de cette eau, qu'on leur fera prendre étant modérément chaude et à laquelle on ajoutera un peu de miel. Cependant si après avoir employé ces moyens, dont on doit réitérer l'usage toutes les heures, la maladie persistait encore avec la même gravité après trois heures de durée, il serait bon alors de pratiquer une forte saignée aux animaux malades, et de continuer encore l'usage des moyens indiqués précédemment. Une rémittence des symptômes un peu longue est toujours un signe favorable, surtout si dans le même temps les animaux annoncent, par la vivacité de leurs yeux, qu'ils ne ressentent pas de douleurs profondes; mais, lorsque ces coliques se prolongent au-delà de dix à douze heures sans laisser apercevoir de mieux apparent, la mort en est alors la terminaison ordinaire; souvent quand elle est sur le point d'arriver, une apparence de mieux se fait remarquer, mais ce n'est qu'un avant-coureur de la fin prochaine des animaux en proie à ces maladies; dans ce cas, leur abattement est extrême, leurs oreilles et l'extrémité de leurs membres sont très-froides.

Les coliques du second genre représentent celles que l'on a désignées sous les noms de calculeuses, de stercorales et de vermineuses. Elles sont occasionnées, ainsi que ces noms l'indiquent, par des matières calcaires, terreuses, stercorales réunies en masses, ou par des vers enlacés les uns dans les autres et formant des pelottes. L'obstruction des intestins sur un ou plusieurs points de leur étendue, produite par l'un ou l'autre de ces amas, est la cause directe de ces coliques. Leurs symptômes sont ordinairement moins prononcés que ceux des précédentes, les animaux s'agitent avec moins de violence, les douleurs qu'ils ressentent ne se remontrent qu'à des intervalles plus éloignés, ils restent souvent tranquilles, depuis un quart d'heure jusqu'à quelques heures; la durée de ces coliques est aussi beaucoup plus longue, et lorsqu'elles ont duré douze à quinze heures sans qu'un mieux marqué se soit annoncé, les animaux commencent à avoir le ventre gonflé; le gonflement dès-lors va toujours en augmentant, les lavemens qu'on leur donne sont rejetés aussitôt après leur injection, ou bien ils ne sont pas du tout évacués; la maladie parvenue à ce degré, la respiration devient très-gênée et la mort est presqu'inévitable, mais elle n'arrive quelquefois que trente-six à quarante-huit heures après l'invasion de la maladie.

On doit, dans le cas de coliques de cette nature, donner aux animaux beaucoup de lavemens, dans lesquels on ajoutera d'abord un peu de sel de cuisine, puis, si la maladie se prolongeait, de l'aloës; on leur fera prendre par la bouche une livre d'huile d'olive, donnée en plusieurs fois à de courts intervalles. Lorsque la maladie durera au-delà de douze à quinze heures, on leur fera prendre, en trois ou quatre fois, une demi-livre d'huile de castor; on fouillera le rectum (fondement), en y introduisant le bras aussi loin qu'il pourra atteindre, ayant soin d'agir avec beaucoup de précaution pour éviter de blesser l'animal soit avec les ongles, soit en faisant des mouvemens trop brusques; si dans cette manœuvre on parvenait à reconnaître à la portée de la main la présence de la pelotte qui obstrue les intestins, on essaierait de l'extraire soit entière, soit en la divisant avec les doigts; lorsqu'enfin tous ces moyens seront restés sans effet, on pourra, ce que l'on fait très-mal-à-propos dans d'autres cas, faire trotter les animaux pendant quelques minutes. L'évacuation des fientes ou simplement de vents est à-peu-près le seul indice de mieux que l'on observe dans ces maladies.

On devra, dans les cas de coliques, s'abstenir de faire prendre aux animaux les divers breuvages dont chaque prôneur explique l'action à sa manière, en ce que souvent ils ont pour unique effet de rendre ces maladies un peu plus graves qu'elles ne le sont déjà, et que, si quelquefois la guérison suit leur administration, c'est moins à leurs bons effets qu'on doit l'attribuer qu'à ce que la nature, qui très-fréquemment triomphe seule de ces maladies, a été plus forte que le mal et le remède.

Les coliques, chez les bêtes à cornes et chez les bêtes à laine, ne sont que bien rarement occasionnées par l'obstruction des intestins ; le plus communément elles sont le résultat de l'irritation de ces organes déterminée par les causes indiquées dans la première section des coliques des chevaux; leurs symptômes chez les bêtes à cornes et chez les bêtes à laine ne sont jamais aussi prononcés que chez ces premiers animaux : ainsi les vaches qui en sont affectées annoncent bien une grande souffrance, mais ne se livrent pas à des mouvemens aussi désordonnés que les chevaux; elles se couchent ordinairement, se maintiennent sur leurs genoux, appuient leur tête sur la muraille, ou la renversent sur leurs côtes, ou bien allongent leur encolure, poussent des cris plaintifs, ne ruminent plus, ont le mufle sec et ne veulent souvent pas se lever; il est même quelquefois impossible de les maintenir debout malgré tous les moyens que l'on puisse employer. Le traitement chez ces animaux, de même que chez les bêtes à laine, doit consister dans la saignée que l'on fera forte, dans l'usage fréquent des lavemens d'eau de son ou de graine de lin et dans l'administration d'une grande quantité de cette même eau en breuvage. La maladie chez elles se prolonge souvent durant trois à quatre jours, quelquefois plus long-temps; mais il est rare que l'on en obtienne la guérison, lorsqu'un mieux très-marqué ne s'est pas manifesté vingt-quatre à trente-six heures après son invasion.

Rétention d'urine. Sont compris sous ce nom les affections des reins (rognons), l'inflammation de la matrice, celle de la vessie, et l'obstacle à la sortie de l'urine occasionné par la présence d'un calcul; ces maladies diffèrent sans doute beaucoup pour être confondues sous un même nom; mais comme la rétention ou la suppression de l'urine les accompagne presque toujours, qu'il est très-difficile aux personnes qui n'ont d'autres connaissances en l'art vétérinaire que l'habitude de voir des animaux, de reconnaître chacune de ces maladies, que leur traitement d'ailleurs est à-peu-près le même, il était plus convenable d'adopter cette réunion quoique peu naturelle, que de donner des descriptions séparées, plus capables d'embarrasser les cultivateurs que de les éclairer.

Parmi les symptômes de ces maladies, plusieurs ressemblent assez à ceux des coliques : les animaux se couchent et se relèvent souvent, se roulent lorsqu'ils sont à terre, portent leur tête à leurs flancs, mais beaucoup plus haut et plus en arrière que dans le cas de coliques; ils semblent plutôt indiquer leur croupe comme siége des douleurs qu'ils éprouvent que leur ventre; de plus ils trépignent des pieds de derrière, se placent fréquemment pour uriner, font des efforts réitérés pour y parvenir, et, lorsqu'ils le peuvent, l'urine évacuée est en petite quantité, plus ou moins rouge et quelquefois brunâtre. Lorsque la maladie consiste dans l'inflammation de la matrice, le plus souvent elle se manifeste peu de temps après que les femelles ont mis bas, ou après l'avortement : cependant elle précède quelquefois ce dernier accident; la difficulté d'uriner n'est pas alors toujours aussi prononcée qu'il a été dit plus haut; les symptômes, dans ce cas, ressemblent beaucoup à ceux des coliques proprement dites, et leur différence n'est pas toujours suffisamment tranchée pour permettre de la reconnaître; mais cette difficulté est sans inconvénient, le traitement propre aux coliques de la première section étant à-peu-près celui qu'il convient d'employer pour la combattre.

Le traitement de la rétention d'urine, ou plutôt des maladies désignées ici sous ce nom, consistera dans l'usage fréquent des lavemens d'eau de son ou d'eau de graine de lin, dans l'administration par la bouche de la même eau, et dans celle de bouillon d'oseille. Si les douleurs étaient très-fortes, que les animaux se tourmentent beaucoup, on leur pratiquerait une forte saignée, et on leur placerait sur les reins un sachet de son bouilli. Lorsque la maladie n'aura pas cédé à ce traitement et qu'elle durera depuis douze à quinze heures, il sera de l'intérêt des propriétaires de réclamer promptement l'assistance d'un vétérinaire, qui seul serait dans le cas de préciser le siége du mal et de prescrire le traitement qu'il conviendrait de lui opposer.

Chez les vaches cette maladie consiste le plus ordinairement dans ce qu'on appelle pissement de sang; les symptômes, de même que pour les coliques, sont bien moins marqués chez ces dernières que chez les chevaux : cette maladie chez elles est généralement peu grave lorsqu'on en a entrepris le traitement de bonne heure; elle se prolonge souvent durant trois à quatre jours, et il suffit presque toujours, pour la guérir, de saigner les animaux à son début, et de leur faire prendre plusieurs fois par jour trois à quatre litres de bouillon d'oseille.

Lorsque la rétention d'urine ou plutôt l'inflammation de la matrice sera la suite du part naturel (poulinage ou vêlage, etc.) ou bien de l'avortement, l'idée que l'on a dans les campagnes que dans ce cas la saignée est nuisible aux animaux ne devra pas empêcher de la pratiquer, cette crainte n'étant pas fondée, et les accidens pouvant au contraire beaucoup s'aggraver par la négligence que l'on mettrait à faire cette opération.

On devra s'abstenir, lors des rétentions d'urine, de fourrer dans le vagin (portant) et quelquefois dans le canal de l'urètre des jumens un poireau que très-souvent encore l'on enduit de poivre, cette manipulation, employée par quelques savans de village et par la généralité des maréchaux, même dans des cas où il n'existe pas le moindre indice de cette maladie, étant très-propre à l'aggraver lorsqu'elle existe, et capable de la faire naître lorsqu'elle n'existe pas.

Indigestions. Les symptômes les plus apparens consistent aussi dans les mouvemens fréquens des animaux, qui se couchent souvent, s'étendent sur la litière, restent quelque temps dans cette position, puis se relèvent pour se recoucher bientôt; leurs mouvemens ne sont ordinairement pas aussi brusques que dans le cas de coliques; ils portent fréquemment leur nez sur leurs côtes, tandis que dans les coliques ils le portent à leurs flancs; ils évacuent ordinairement leurs fientes, et les animaux sont souvent pris de cette maladie quelques heures après qu'ils sont au travail, surtout lorsqu'on les y a conduits aussitôt après leur repas : cette dernière circonstance peut, dans quelques cas, servir à établir la distinction de cette maladie d'avec les coliques; cependant on ne doit pas toujours s'y rapporter, les coliques dues à l'obstruction des intestins se manifestant quelquefois dans le même temps.

Aussitôt que l'on s'apercevra qu'un animal est affecté de cette maladie, on s'empressera de le ramener à l'écurie, évitant de le faire trotter, ainsi qu'on le fait très-souvent; on le placera sur une bonne litière, on lui mettra une couverture de laine sur le corps, on fera ensuite bouillir du son dans de l'eau, et on lui passera quelques lavemens, puis on lui fera prendre par la bouche un breuvage composé de l'infusion d'une demi-once de camomille dans un peu plus d'une demi-bouteille d'eau; on passera à travers un linge, et on ajoutera à ce premier liquide une demi-bouteille de vin ou de cidre et une ou deux cuillerées de miel ou un peu de sucre; si l'on ne pouvait se procurer de suite des camomilles, on remplacerait leur infusion par une égale quantité d'eau chaude. Ces moyens mis en usage, on laissera l'animal tranquille durant une heure, au lieu d'être continuellement après, comme on fait presque toujours, puis on lui passera de nouveau quelques lavemens, dont on répétera ainsi l'usage d'heure en heure. Si deux heures après l'administration du premier breuvage le malade n'était pas sensiblement mieux, on lui en ferait prendre un second composé de la même manière. Quoique très-simples, ces moyens suffisent presque toujours pour guérir les indigestions ordinaires, qui dans bien des cas guériraient d'elles-mêmes, pourvu que l'on accordât aux animaux la tranquillité qui leur est si nécessaire dans ce cas. On devra s'abstenir de leur faire prendre de l'eau très-salée, du lait, de l'huile, de l'urine, et une infinité d'autres remèdes, qui pour la plupart retardent la guérison, lorsque toutefois ils n'aggravent pas la maladie.

Il est une attention à avoir dans le cas d'indigestion, surtout lorsqu'elles ont été causées par des alimens verts, c'est de ne donner que très-peu à manger aux animaux dans les deux à trois premiers jours qui suivent leur guérison; il est même nécessaire, lorsque la maladie a été un peu grave, de ne leur donner dans la journée et le lendemain qu'un peu d'eau blanche tiède et une très-petite quantité de foin (on employera de préférence la clave ou trèfle) mêlé avec un peu de paille; si l'on négligeait cette précaution, une nouvelle indigestion pourrait avoir lieu et serait souvent plus grave que la première.

Les indigestions se manifestent quelquefois avec des symptômes beaucoup plus graves que ceux qui ont été indiqués; les animaux sont pris comme par accès, se jettent sur les mangeoires ou sur les râteliers, cherchent à mordre ceux qui les approchent, poussent fortement avec leur tête contre les murs, se jettent à terre avec violence; enfin dans quelques cas, lorsque ces symptômes étaient portés à leur plus haut degré, on a été jusqu'à croire ces animaux enragés; on conçoit qu'il y aurait plus que de l'imprudence, dans ce cas, à en confier le soin à des personnes étrangères à l'art de guérir; les propriétaires auront toujours une chance plus avantageuse à courir en se hâtant d'appeler un vétérinaire; ils devront cependant, en attendant l'arrivée de ce dernier, tâcher d'administrer à ces animaux les moyens qui ont été prescrits précédemment pour les cas d'indigestion plus simples.

Les symptômes de l'indigestion, de même que ceux des maladies précédentes, ne sont pas aussi tranchés chez les bêtes à cornes et chez les bêtes à laines que chez les chevaux : le refus plus ou moins complet de la nourriture ordinaire, la suspension de la rumination, et leur tristesse sont presque les seuls indices de la plupart de leurs maladies; les symptômes différentiels qui puissent être appréciés par les cultivateurs sont la dureté de la panse ou son gonflement dans le flanc gauche, qui quelquefois est très-élevé et résonne comme un tambour. Ce gonflement, lorsque l'indigestion est due à l'usage de plantes vertes très-humides, est considérable, la respiration est très-gênée; il n'y a pas alors le moindre équivoque sur la nature de la maladie. Le principal moyen à mettre en usage envers les bêtes à cornes, pour obtenir leur guérison, ou pour retarder la mort, qui souvent est très-prochaine, est la saignée, qui fréquemment détruit le gonflement comme par enchantement; il n'est quelquefois pas besoin de recourir à d'autres moyens : cependant si la maladie continuait, on ferait prendre à ces animaux de l'eau de savon, et si malgré l'usage de cette dernière le gonflement persistait au point de faire craindre leur mort, on se hâterait de ponctuer le flanc gauche dans l'endroit le plus élevé, en y plongeant un couteau à lame étroite, et on ne fermerait l'ouverture qui en résulterait qu'après quelques heures, lorsque le gonflement étant disparu, rien n'annoncerait sa tendance à se renouveler. Lorsqu'on voudra la fermer, on rapprochera ses bords autant que possible, on appliquera un peu de poix à son pourtour, et on la recouvrira d'un morceau de toile. Lorsque la maladie ne marchera pas avec une rapidité telle que l'on ait à craindre la mort à chaque instant, il sera plus convenable, avant de recourir à la ponction, de réclamer les secours d'un vétérinaire, qui alors pourra modifier le traitement selon les indications que lui offriront les malades.

Très-souvent l'indigestion chez les bêtes à cornes ne se montre pas avec des symptômes aussi effrayans, le gonflement du flanc gauche ne devient pas aussi considérable, il est même quelquefois peu prononcé, la dureté de la panse, au contraire, est plus grande. L'indigestion, dans ce cas, est ordinairement due à la mauvaise nourriture qu'ont prise ces animaux depuis un certain temps : leurs fientes alors sont mal digérées et contiennent des parcelles de fourrages. Le traitement qu'il convient de suivre en cette circonstance n'est pas du tout celui qui a été indiqué précédemment; on doit s'abstenir d'user de la saignée; on fera d'abord prendre aux animaux une demi-livre d'huile douce qu'on leur donnera en plusieurs fois dans la journée, on pourra même en donner une plus grande quantité; on leur administrera des lavemens émolliens dont on réitérera souvent l'usage. Après un jour de ce traitement, on substituera à l'huile douce des breuvages composés de racines de gentiane bouillies dans l'eau, une once par litre d'eau, et à la dose de cinq à six litres par jour; on leur donnera pour boisson de l'eau blanchie avec du son ou de la farine d'orge, ou bien on leur donnera le mélange connu sous le nom de chaud (caud), et on leur choisira des alimens de bonne qualité à l'état vert, s'il est possible de s'en procurer.

De l'Etranguillon.

Dans les campagnes on désigne par le nom d'étranguillon toutes les maladies des animaux de l'espèce du cheval qui sont accompagnées du jetage par les narines d'une matière mucoso-purulente ou de la formation d'un abcès dans l'espace inter-maxillaire (ganache). Ainsi l'inflammation de la muqueuse des narines, celle du larynx et du pharynx (gorge), les inflammations des bronches, du tissu pulmonaire et des plèvres, conséquences très-ordinaires des traitemens inconsidérés que l'on met en usage pour guérir les premières; les engorgemens phlegmoneux du tissu cellulaire de la tête, des glandes parotides (avives), etc., sont confondus sous le nom d'étranguillon; les maladies connues sous le nom de fausse gourme, de gourme mal jetée, ne sont autre chose que les premières se remontrant de nouveau, mais désignées par d'autres noms, attendu l'idée que l'on a qu'elles ne doivent affecter qu'une seule fois le même individu. Quoique ces maladies diffèrent beaucoup par leur siége et par la gravité qu'elles prennent dans quelques cas, les causes qui les produisent étant les mêmes, les symptômes propres à chacune d'elles n'étant guère susceptibles d'être reconnus par les propriétaires d'animaux, et leur traitement, lorsqu'elles ne sont pas très graves, étant à-peu-près le même, ces maladies seront examinées collectivement.

Les symptômes qui décèlent l'existence de la plupart de ces maladies sont la diminution de l'appétit, la perte de la gaîté, la dureté des poils, qui quelquefois sont redressés, la toux, la difficulté pour avaler, la boisson surtout, quelquefois la gêne de la respiration, et l'engorgement du tissu cellulaire du dessous des ganaches. A ces premiers symptômes, qui n'existent pas toujours tous à-la-fois et qui ne se développent pas non plus tous en même temps, mais se manifestent successivement et dans un laps de temps très-variable, succèdent le jetage par les deux narines d'une matière blanchâtre, quelquefois jaunâtre, plus ou moins épaisse et tenace, et la formation sous les ganaches, particulièrement chez les jeunes animaux, d'un abcès plus ou moins considérable. Tous ces symptômes se remarquent généralement dans les circonstances les moins dangereuses de ces maladies; mais lorsqu'elles sont un peu graves, et surtout lorsque les organes de la poitrine sont affectés, il s'y en joint d'autres qui méritent toute l'attention des propriétaires, tels que la perte totale de l'appétit, la très-grande gêne de respiration, qui souvent alors est bruyante, pendant laquelle les nazeaux se dilatent avec force, les flancs battent avec rapidité, et les animaux semblent comme étranglés. Le danger est encore plus grand lorsqu'à ces symptômes se joignent l'impossibilité de tousser, et que les animaux ne se couchent plus.

Les causes de ces maladies, communes depuis le commencement de l'automne jusqu'à l'origine du printemps, sont les réfroidissemens qu'éprouvent les animaux lorsqu'ils sont exposés dans les pâturages par les mauvais temps, lorsqu'ayant été échauffés au travail ils restent en repos à l'air libre par ces mêmes temps, ou sont placés dans des courans d'air; les passages d'une nourriture à une autre, le séjour dans des écuries très-chaudes, humides et sans air, etc.

Le traitement qu'il convient de leur opposer, lorsqu'elles ne présentent que les premiers symptômes qui ont été indiqués, doit presqu'entièrement consister dans des soins hygiéniques; ainsi, éviter les causes qui leur auront donné naissance, tenir les animaux dans des écuries propres, bien aérées, où la chaleur ne soit pas trop forte; les abreuver d'eau blanchie avec du son ou de la farine d'orge, leur choisir des alimens de bonne qualité, leur supprimer les warats, qui sont très-durs à mâcher et très-échauffans, et les bouchonner fréquemment, sont des moyens qui peuvent très-souvent suffire à leur guérison; cependant si les animaux paraissaient un peu souffrans, qu'il y eût beaucoup de rougeur de leurs narines, que leur toux soit sèche et difficile, que leur respiration fût un peu gênée, on pourrait leur faire une petite saignée, leur donner du miel dans lequel on pourrait ajouter par jour une ou deux onces de poudre de guimauve, au lieu de la poudre cordiale, du foie d'antimoine et de la fleur de soufre qu'on leur donne très-mal à propos. Lorsque malgré ces soins, dont on doit commencer l'usage dès le début de ces maladies, l'engorgement du dessous des ganaches ou de tout autre partie persistera et tendra à s'abcéder, on en activera la maturité en appliquant à toute sa surface une légère couche d'onguent populéum, dont on continuera l'emploi deux fois par jour jusqu'à ce que l'abcès soit ouvert : il suffira ensuite d'y entretenir la propreté.

Lorsqu'au contraire ces maladies présenteront les symptômes indiqués les derniers, la saignée deviendra de toute nécessité et devra même être répétée plus ou moins de fois et être plus ou moins forte, selon la gravité du mal; mais l'application des moyens qu'ils convient d'employer alors étant susceptible de varier à l'infini, les propriétaires ne pourraient pas, sans compromettre leur intérêt, se charger de la diriger : il sera donc de toute nécessité pour eux de réclamer les soins d'un vétérinaire.

Les idées que l'on a que ces maladies sont nécessaires aux animaux, que tous doivent en être affectés, que c'est un bien qu'ils jettent beaucoup, que par conséquent on doit les échauffer et qu'il y aurait de l'inconvénient à empêcher leur entier développement, sont absolument fausses. Si les jeunes animaux y sont plus exposés que ceux d'un âge plus avancé, c'est parce que chez eux la vie a un surcroît d'activité, puisque leur accroissement se fait, que l'abondance du tissu cellulaire de la tête, et par-dessus tout l'état d'irritation que la dentition entretient vers ces parties, les y disposent davantage.

On croit ces maladies contagieuses, et dans la persuasion où l'on est que tous les animaux ayant habité avec l'un de ceux qui en sont affectés doivent en être également atteints, on néglige toute précaution propre à les en préserver. Quoique les causes qui déterminent ces maladies sur un individu aient ordinairement exercé leur action sur tous ceux habitant la même maison, on pourrait néanmoins prévenir leur développement chez plusieurs de ces derniers en employant envers eux les mêmes soins qu'envers ceux qui sont malades, et de plus en les séparant d'avec les malades.

Accidens divers.

Les chevaux étant employés à des travaux pénibles sont exposés à une foule d'accidens qui, quoiqu'étant de nature différente, n'affectant pas le même siége, et étant dus à des causes variables, n'en requièrent pas moins dans leur principe l'usage du même traitement. Parmi ces accidens les plus importans à signaler sont la fourbure, les efforts des articulations des hanches, des boulets, etc., et les contusions fortes sur les diverses régions des membres et sur d'autres parties; ces accidens très-souvent deviennent graves, parce que leur traitement étant négligé dès leur origine, l'inflammation difficile, lente, mais toujours très-rebelle dans les parties qui en sont le siége, prolonge beaucoup leur durée, d'autant plus que très-ordinairement on n'accorde pas alors aux animaux le repos indispensable pour leur guérison.

Il convient, dans ces sortes d'accidens, lorsqu'on reconnaît de bonne heure leur existence, de faire usage le plus promptement possible des réfrigérens, qui, en déterminant le resserrement des vaisseaux capillaires, empêchent leur engorgement et par-là préviennent l'inflammation; ainsi, lorsqu'à la suite d'une marche quelconque un animal paraîtra prendre avec difficulté son appui sur un ou plusieurs de ses membres, sans que l'on puisse reconnaître aucune trace de la cause qui produit cette difficulté, on devra, aussitôt que l'on sera arrivé à la destination, conduire cet animal à une rivière, lorsque l'on n'aura pas eu la faculté de suspendre la marche étant en route ; cependant, s'il avait très-chaud, on attendrait, avant de l'y mener, que sa sueur fût entièrement séchée, et on en activerait l'évaporation par le bouchonnement de la surface du corps, évitant autant que possible de le laisser en repos jusqu'à son retour du bain; l'eau la plus froide est toujours la meilleure pour cet objet. Si l'on n'avait pas la proximité d'une rivière pour y conduire l'animal, on pourrait lui lotionner les membres malades depuis le dessous des genoux et des jarrets jusqu'au sol, avec de l'eau tirée à un puits ou prise à une source; on pourrait même alors la rendre encore plus astringente en y faisant dissoudre de l'alun ou du sulfate de fer; la durée de ces bains ou de ces lotions devra être d'une à deux heures, et même plus longue lorsque la gêne de l'appui paraîtra persister avec autant de force que lorsqu'on aura commencé leur usage. Après avoir employé ces premiers moyens on fera une saignée à l'animal, on lui enveloppera ensuite le pied ou les pieds malades dans des cataplasmes de fiente de vache, froide, délayée avec une dissolution d'alun ou avec du vinaigre, et on humectera souvent ces cataplasmes avec l'une ou l'autre de ces dernières substances. Ce traitement simple, employé de bonne heure, m'a suffi dans un grand nombre de cas pour guérir des fourbures même très-fortes, produites par la fatigue ; car, il est nécessaire de l'observer, si cette maladie était le résultat d'une grande quantité de grain prise accidentellement par les animaux, ou bien la suite de quelque maladie grave, ce traitement ne serait nullement convenable.

Les mêmes moyens devront aussi être employés lorsqu'à

la suite d'un faux pas, ou à la suite de tout autre circonstance, les animaux paraîtront tout-à-coup boîteux; si l'on ignorait le point qui est le siége de l'effort, on lotionnerait de haut en bas le membre boîteux ainsi qu'il a été indiqué pour le cas de fourbure, et lors même que l'on soupçonnerait le siége positif de la douleur, il serait encore préférable de lotionner tout le membre malade, la difficulté que l'on éprouve souvent à déterminer précisément ce siége pouvant induire en erreur. On pourra, après l'usage des lotions, qui dans ce cas doivent être faites durant cinq à six heures, pratiquer une saignée sur la veine la plus apparente du membre affecté.

On emploiera encore les mêmes moyens lors de contusions produites soit par de violens coups de pied de la part des autres animaux, soit par des chocs, soit enfin par la compression exercée sur quelques parties par le harnachement; dans ces derniers cas, on ne devra recourir à la saignée que lorsque les coups auront été très-violens et que les animaux paraîtront éprouver de très-fortes douleurs.

Il sera de plus nécessaire, dans la majeure partie des accidens qui viennent d'être cités, d'accorder aux animaux un repos proportionné à l'intensité de leur mal et à la marche qu'il prendra après l'emploi des premiers moyens; et dans le cas où il n'aurait pas cédé à leur usage, il faudrait recourir à d'autres traitemens, variables pour chacun de ces accidens, mais qui ne seront pas indiqués ici, le but de cet appendice étant de prévenir les conséquences trop souvent funestes qui résultent de la non application à temps des premiers soins à donner pour combattre ces accidens.

LISTE

DES SOUSCRIPTEURS

AU PRÉSENT OUVRAGE.

MM.	Demeurant à
Adam (Al.) aîné, *négociant.*	Boulogne.
Aloy, *receveur de l'enregistrement.*	Boulogne.
Baude, *cultivateur.*	Nielles-lès-Calais.
Baudrain, *propriétaire-cultivateur.*	Valenciennes.
Beaurry, *cultivateur.*	Anzin.
Beaurin, *cultivateur.*	Colembert.
Becquet-Beaurepaire, *propriétaire,*	Calais.
Blanquet, *fabricant de sucre de betteraves.*	Famars.
Blangy-Leporcq, *cultivateur.*	Boulogne.
Bochant, *garde à cheval.*	Wirwignes.
Bodart, *propriétaire-cultivateur.*	Selles.
Boursier (François), *propriétaire-cultivateur.*	Onnaing.
Boutoille (Jean-Charles), *cultivateur.*	Bournonville.
Brebion, *cultivateur.*	Alincthun.
Briche, *propriétaire-cultivateur.*	Bournonville.
Cachera, *propriétaire-cultivateur.*	Hallenoy.
Caillette-Duchenne, *propriétaire-cultivateur.*	Boulogne.
Caillette (Francillon), *propriétaire.*	Boulogne.
Canonne, *propriétaire-cultivateur.*	Anzin.
Caperon, *cultivateur.*	Desvres.
Carlier, *brasseur et cultivateur.*	Saultain.
Carbonnier, *cultivateur.*	Nelles.
Carré, *directeur du mont-de-piété.*	Calais.
Carron, *propriétaire-cultivateur.*	Herrain.
Cavillier, *aubergiste.*	Marly.
Champallier, *négociant.*	Calais.
Chevalier, *propriétaire.*	Bruai.
Chevalier (Louis), *cultivateur.*	Alincthun.
Chivet (Antoine), *cultivateur.*	Bellebrune.

MM.	Demeurant à
Cailleux, *brigadier-gendarme.*	Menneville.
Chivet, *propriétaire-cultivateur.*	Alincthun.
Chivet (veuve), *propriétaire-cultivateur.*	Alincthun.
Clerquin, *propriétaire-cultivateur.*	Onnaing.
Collin (veuve, née Renaud), *propriétaire.*	Calais.
Confesse, *loueur de voitures.*	Calais.
Courteville, *cultivateur.*	Courset.
Couvelard, *cultivateur.*	Questrecques.
Crèvecœur, *propriétaire-cultivateur.*	St.-Pierre-lès-Calais.
Dacquin, *notaire.*	Boulogne.
Daguebert aîné, *propriétaire-cultivateur.*	Boulogne.
Daguebert-Davaut, *propriétaire-cultivateur.*	Outreau.
Daguebert, *propriétaire-cultivateur.*	Échinghen.
Dahyez, *cultivateur.*	Saint-Saulre.
Daussy, *propriétaire-cultivateur.*	Hartres.
De Connelly, *propriétaire.*	Boulogne.
De Cormette (le chevalier), *propriétaire.*	Henneveux.
De Fresnoy (le baron), *propriétaire.*	Alincthun.
Deguisnes, *propriétaire-cultivateur.*	Wimille.
Delahodde-Haffreingue, *propriétaire-cultiv.*	Wimille.
Delahodde (Joseph), *propriétaire-cultivat.*	Wimille.
Delanoy, *cultivateur.*	Baincthun.
De la Sablonnnière (le chevalier), *propriét.*	Desvres.
Delcourt aîné, *propriétaire-cultivateur.*	Trie.
Deldrève, *propriétaire-cultivateur.*	Waldant.
Delgrange, *propriétaire-cultivateur.*	Valenciennes.
Delhaye, *propriétaire-cultivateur.*	Desvres.
Delplace, *propriétaire-cultivateur.*	Marck.
Delplace, *notaire.*	Desvres.
Demarle aîné, *pharmacien.*	Boulogne.
Dengès, *aubergiste.*	Calais.
Dernis, *marchand de bois.*	St.-Pierre-lès-Calais.
De Rosamel, *propriétaire.*	Frencq.
De Rosny (le chevalier), *propriétaire.*	Wimille.
Deseille, *propriétaire-cultivateur.*	Wimille.
Desille, *négociant.*	Calais.
Dessaux, *propriétaire.*	Boulogne.
Dessault, *propriétaire-cultivateur.*	Courset.
Dessin frères, *propriétaires.*	Calais.
Devassier, *propriétaire.*	Baincthun.
Devot (Louis), *propriétaire.*	Coulogne.
Dewailly, *propriétaire-cultivateur.*	St.-Pierre-lès-Calais.
Dherlen, *propriétaire.*	Boulogne.

MM.	Demeurant à
D'Ordre (le baron), *inspecteur des eaux-et-forêts.*	Boulogne.
Douai, *propriétaire-cultivateur.*	Famars.
Doucement, *cultivateur.*	Bruai.
Dubeaucamp, *propriétaire.*	Wierre-Effroy.
Duhautoy, *propriétaire-cultivateur.*	Hocquinghen.
Dujat-Wallet, *propriétaire.*	Boulogne.
Dupont (Henri), *négociant.*	Calais.
Dupont, *propriétaire-cultivateur.*	Outreau.
Dupont, *cultivateur.*	Maing.
Dupont, *aubergiste.*	Marly.
Dupont, *propriétaire-cultivateur.*	Wissant.
Dupros, *cultivateur.*	Courset.
Durant, *vétérinaire en chef au 6e régiment de hussards.*	Valenciennes.
Durieux, *cultivateur.*	Saint-Saulre.
Dutertre père, *premier adjoint au maire.*	Boulogne.
Dutertre-Delporte, *commissaire-priseur.*	Boulogne.
Dutertre-Yvart, *pharmacien.*	Boulogne.
Emile de Desaudouhain, *fabricant de verre.*	Anzin.
Evrard, *pharmacien.*	Boulogne.
Fontaine (Louis) père, *président de la chambre de commerce.*	Boulogne.
Fontaine (Louis) fils, *négociant*	Boulogne.
Fossette, *vétérinaire.*	Guînes.
Francoville-Noël, *cultivateur.*	Marck.
Friquent, *chirurgien.*	Boulogne.
Gambard, *maître de poste.*	Boulogne.
Garasse, *docteur-médecin.*	Calais.
Gaudy, *marbrier.*	Boulogne.
Geneau-Evrard, *propriétaire.*	Samer.
Gillet fils, *propriétaire-cultivateur.*	Hardinghen.
Girron, *fabricant de chicorée.*	Saint-Saulre.
Gossein, *propriétaire.*	Calais.
Gosselin, *brasseur et cultivateur.*	Famars.
Gourdain, *cultivateur.*	Herrain.
Grigny (Henri), *marchand brasseur.*	St.-Pierre-lès-Calais.
Griset-Martial, *propriétaire.*	Boulogne.
Guilbert, *négociant.*	Calais.
Guillaut, *fabricant de verre et de chicorée.*	Saint-Saulre.
Hache, *propriétaire-cultivateur.*	Bournonville.
Hammoir, *fabricant de sucre de betteraves.*	Valenciennes.

MM.	Demeurant à
Hamy, *pharmacien.*	St.-Pierre-lès-Calais.
Hamy, *propriétaire-cultivateur.*	Calais.
Hermann, *commissionnaire de roulage*	Calais.
Honvault, *cultivateur.*	Nielles-lès-Ardres.
Horeau, *trésorier des invalides de la marine.*	Boulogne.
Harelle, *propriétaire-cultivateur.*	Desvres.
Hourdou, *cultivateur.*	Marly.
Hurtrel d'Arboval, *vétérinaire amateur.*	Montreuil-sur-mer.
Hyolle, *propriétaire-cultivateur.*	Marly.
Isaac-Vital, *négociant.*	Calais.
Jacob, *cultivateur.*	Desvres.
Labarre,	St.-Martin-Boulogne.
Laucottre, *cultivateur.*	Anzin.
Lambert, *employé des douanes.*	Calais.
Langaigne, *entrepreneur de bâtimens.*	Calais.
Langaigne, *négociant.*	St.-Pierre-lès-Calais.
Lebleu, *marchand de chevaux.*	Saint-Saulre.
Le Cordier (le baron), *sous-préfet.*	Boulogne.
Leduc, *propriétaire-cultivateur.*	Hartres.
Leducq, *docteur-médecin.*	Boulogne.
Leducq, *propriétaire.*	Marquise.
Lefèvre, *propriétaire-cultivateur.*	Maing.
Lefebvre-Ducrocq, *juge de paix.*	Boulogne.
Lefebve de la Meilleraye, *propriét.-cultiv.*	Coulogne.
Lefrant, *propriétaire-cultivateur.*	Calais.
Legay, *chirurgien.*	Boulogne.
Legros, *propriétaire.*	Calais.
Lelièvre-Dubrœuil, *propriétaire-cultivateur.*	Wimille.
Lentier, *propriétaire-cultivateur.*	Onnaing.
Leroux, *propriétaire-cultivateur.*	Onnaing.
Les membres de la société d'agriculture, du commerce et des arts, de Boulogne-sur-mer.	
Les membres de la société d'agriculture, du commerce et des arts, de Calais.	
Leveux, *négociant.*	Calais.
Lavoy, *propriétaire-cultivateur.*	Frethun.
L'Hotellier, *propriétaire-cultivateur.*	Cremarest.
Longpré, *propriétaire-cultivateur.*	Trie.
Laingrand, *propriétaire-cultivateur.*	Bellain.
Loppe, *propriétaire-cultivateur.*	Wimille.
Malapel, *cultivateur.*	Bruai.

MM.	Demeurant à
Mallet, *entrepreneur de bâtimens.*	Calais.
Mallez, *propriétaire-cultivateur.*	Saultain.
Manier, *cultivateur.*	Bruai.
Maréville, *cultivateur.*	Neufchâtel.
Marguet, *ingénieur des ponts-et-chaussées.*	Boulogne.
Martial Griset, *propriétaire.*	Boulogne.
Marmin (Alexandre), *propriétaire.*	Boulogne.
Marmin, *propriétaire-cultivateur.*	Belles.
Mantel, *propriétaire-cultivateur.*	Pittefaux.
Masson, *cultivateur.*	Attin.
Meilhan, *vétérinaire d'arrondissement.*	Valenciennes.
Matis, *négociant.*	Calais.
Menneville, *propriétaire.*	Boulogne.
Merlin-Lafresnoy, *propriétaire.*	Boulogne.
Messe frères, *propriétaires.*	Calais.
Michaud, *négociant.*	Calais.
Millet, *propriétaire.*	Boulogne.
Moreau de Bellain, *propriétaire.*	Bellain.
Moreau, *propriétaire-cultivateur.*	Onnaing.
Moreau, *propriétaire-cultivateur.*	Saint-Saulve.
Mouchicourt, *propriétaire-cultivateur.*	Marly.
Mouron (Adolphe), *négociant.*	Calais.
Mouron (Hypolite), *propriétaire-cultivateur.*	St.-Pierre-lès-Calais.
Mulhberque, *propriétaire.*	Boulogne.
Noël-Codron, *marchand brasseur.*	St.-Pierre-lès-Calais.
Noël, *maître de langues.*	Boulogne.
Noulard, *él. vétérinaire.*	Wast.
Osmond (le marquis).	Londres.
Péniaux, *maître de poste.*	Valenciennes.
Parenty, *maître de poste.*	Calais.
Paris, *propriétaire-cultivateur.*	Guemps.
Pérard, *percepteur.*	Échinghen.
Pille (François), *propriétaire-cultivateur.*	Coquelles.
Pillain, *propriétaire-cultivateur.*	Desvres.
Piquendaire, *propriétaire.*	Wierre-Effroy.
Playe, *propriétaire cultivateur.*	Coquelles.
Poncet, *vétérinaire.*	Quesnoy.
Postel, *pharmacien.*	Marquise.
Pruvost, *propriétaire-cultivateur.*	Nielles-lès-Calais.
Pyliser, *loueur de chevaux.*	Calais.
Quandalle, *avoué-propriétaire.*	Boulogne.
Queval, *garde forestier.*	Hesdin-l'Abbé.

MM.	Demeurant à
Quillacq, *propriétaire.*	Calais.
Ravertain, *propriétaire-cultivateur.*	Marly.
Regnault, *cultivateur.*	Nelles.
Reisenthel, *propriétaire-cultivateur.*	Calais.
Renard, *négociant.*	Calais.
Renaud (veuve), *fabricant de fer.*	Anzin.
Rignolle et frères, *propriétaires.*	Calais.
Roussy, *propriétaire-cultivateur.*	Zoteux.
Sagot, *ancien maréchal.*	Peuplingue.
Sannier-Mascot, *propriétaire.*	Calais.
Sansot, *propriétaire.*	Isques.
Sturne, *cultivateur.*	Afkerque.
Stièvenard, *propriétaire-cultivateur.*	Saint-Saulre.
Sylvain-Béclin, *cultivateur.*	Sanghen.
Ternaux (Charles), *négociant.*	Boulogne.
Thiennery (François), *cultivateur.*	Baincthun.
Thiennery (André), *cultivateur.*	Baincthun.
Ternisien-Lemaire, *cultivateur.*	Baincthun.
Thomain, *garde général.*	Baincthun.
Tournant, *propriétaire-cultivateur.*	Sangatte.
Toursel, *docteur-médecin.*	Arras.
Vasseur (le chevalier), *propriétaire, Maire.*	Boulogne.
Vattier (le baron), *propriétaire.*	Boulogne.
Vernicourt, *propriétaire-cultivateur.*	Isques.
Willaume, *propriétaire-cultivateur.*	St.-Pierre-lès-Calais.
Winchester (Mlle), anglaise.	Boulogne.
Wissocq, *président du tribunal civil.*	Boulogne.

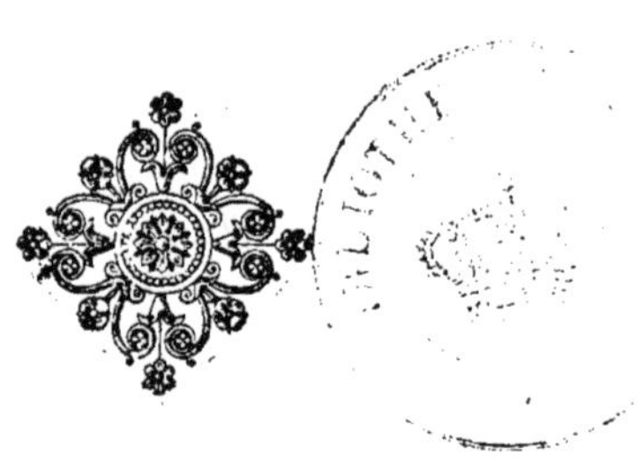

www.ingramcontent.com/pod-product-compliance
Ingram Content Group UK Ltd.
Pitfield, Milton Keynes, MK11 3LW, UK
UKHW021102260726
13994UKWH00002B/649